自然治癒はハチミツから

ハニー・フルクトースの実力

崎谷博征／有馬ようこ 著
［エネルギー量子医学会 TUEET］

健康常識パラダイムシフトシリーズ8

鉱脈社

はじめに

ハチミツは、世界各地で古《いにしえ》の時代から健康増進や治療を目的に使用されてきました。ハチミツが「メディシナル・ハニー（medcinal honey、治療目的のハチミツ）」と呼ばれている所以《ゆえん》です。

ハチミツの治療目的の利用は、しかし、人類発祥から時代を経過しているにもかかわらず、その正確な効果を調べた研究は、現在（二〇一九年）に至るまでほとんど皆無です。

それればかりか、ここ数十年で唱えられてきた「砂糖悪玉」説、そして最近は「フルクトース（果糖）悪玉」説に装いを変えて、ハチミツやショ糖などの自然の根本治癒物質は慢性病の根源にまで貶《おとし》められようとしています。

今回は、現在までの多数の研究を横断的に総合・統合して、ハチミツの本当の効果をこの一冊に集約しました。これは世界のあらゆる研究機関でもまだ試みられていない取り組みです。

しかも、この一冊には、サイエンスの基礎も集約されています。特にフルクトース（果糖）に関しては、新しいエビデンスとその本当の作用を明らかにできたことで、ハチミツが単なる嗜好品にとどまらず、私たち生命体に必須の自然の恵みであることを証明しました。数々のハチミツにまつわる新事実を思う存分堪能していただければ幸いです。

なお、私たち人類がミツバチから頂き、様々な目的で利用しているのは、ハチミツだけでなく、以下のものがあります。

●ロイヤル・ジェリー（royal jelly）――働きバチの唾液腺から分泌される物質。働きバチの幼虫に数日、女王バチには終生エサとして与えられる?

●ビーワックス（beewax）――ハチの巣の構造を作る。

●ハチ毒（apitoxin）

●プロポリス（propolis）――ハチの巣を外敵から守る樹脂状の物質。植物から働きバチが集める。

●蜂パン（bee bread）――幼虫の主食。花粉を発酵させて作る。

これらのミツバチの生産物は、ハチミツに比べるとほとんど意味がないばかりでなく、プロポリスやハチ毒のように潜在的に人体に悪影響をもたらすものもあります。またマッド・ハニーとよばれる毒素が入ったハチミツも存在していますが、これらについては、この本では割愛いたしました。

本書では最後に、どのようなハチミツを選んだらよいのかという具体的なこともお伝えしていきます。有馬ようこ先生のご執筆です。理論なんかどうでも良いという方にも、第1および5章だけでも十分楽しんでいただける内容となっておりますので、第1および5章だけでも十分に堪能して読み進めてください。

目次

第3章 ハチミツにまつわる迷信

第4章　間違えないハチミツ選び

第5章 ハチミツ選び実践編

第1章

ハチミツとは何か?

―― ハチミツとエネルギー代謝

1　二人のハチミツ体験

まずは、実際にハチミツを摂取して改善した症例を、なるべくご本人の言葉をそのまま生かして掲載します。

○ハチミツで若返った症例

最初に、疲れやすいということと心身の様々な不調で相談に来られた四十九歳の女性のケースをご紹介しましょう。この女性は、二十八歳からソイプロテイン（大豆タンパク）およびオメガ3のカプセルを毎日欠かさず摂取していました。それに加えてアルコールも毎日摂取していたようです。

三十五歳のときから、体が疲れやすくなり、生理不順に悩まされるようになりました。そして、何より顔のシワが目立ってきて、体重が増えだしました。

さらに四十五歳のときには、体重を落とすために糖質制限食をストイックに始めたのです。三カ月で八キロ痩せたものの、すぐにリバウンドしました。このころからは、老化現象（白髪、脱毛、顔のシワ）が進行し、何をやっても疲れが取れない状態にまでなっています。頭皮を中心に湿疹（成人性アトピー）まで出現し、味覚まで消失してきました。

二〇一八年四月に私たちのアドバイスを受けて、ソイプロテイン、オメガ3のカプセルおよび糖質制限を直ちに中止し、白ハチミツと黒ハチミツ（詳しくは後述します）を摂取し始めました。

すると七月には抜け毛も止まり、疲れやすさが改善してきたのです。止まっていた生理が復活したことは、彼女にとって非常に驚きだったようです。翌年には、全身の湿疹も治まり、ここ数年味わったことのない活力が出てきたとの朗報を頂きました。

（この女性がハチミツの摂取以外に気を付けたこと：植物性油脂などのプーファ、人工甘味料を避けた。疲れたら昼寝二〇～三〇分。運動は散歩、調子がいいときだけ一時間ウォーキング。アルコールは飲んでも少量に抑える）

○ハチミツでしっかりと歩けるようになったリウマチ症例

三十四歳の女性でリウマチの症例です。約六年前に、重度のリウマチが分かり、病院の先生から「五年以内に歩けなくなるよ」と言われました。

　薬での治療をしたくなかった彼女は、すぐに代替療法は何かないかと調べ始めました。それから五年間、「絶対元気になるんだ！」と、代替療法を実践している病院を回り、月二回、他県の病院へと通いました。勧められた歯科治療も全てやり、勉強をし、かなりのお金もかけて、頑張ったのですが、一年半ほど前に、自力で歩くのも難しいほどに関節が壊れ、入院となり免疫抑制剤を使うことになりました。

　薬を使い始めて、一年ほどたった昨年、身体中のリンパ節が腫れ、腫瘍がたくさんできてしまいました。検査の結果、悪性リンパ腫の疑いが強いと言われショックでした。そこで、自分の判断で半年前から薬は全てやめました。そこから、「ガンに良い」とされるものを徹底的に摂り、厳しい糖質制限をかけたりと、半年間続けました。

　ここまで来るのに、この六年間、毎月一五～二〇万円ほどのサプリ代をかけ、そのほかの治療を重ね、ありとあらゆる厳しい食事制限をしていたのに、検査の結果は悪くなるばかりでした。炎症数値は下がっているのに、全身の症状が改善されない（リウマチ因子は高い値で推移しています）。そして、カンジタがあるとわかったので、厳しい糖質制限をさらに続け、亜麻仁油を飲みまくって頑張ったのに、少しの運動で、ひどい不整脈と低血糖を起こして気絶してしまうということもありました。

「これだけの事をやってきたのに、なぜ良くならないんだろう？　少しのウォーキングで倒れるなんて、私はもう、何もできなくなってしまうのだろうか……」。心理的な治りたくないブロックもあるのだろうかと、心理系の療法もかなり試しました。「治らないのは治りたくないからだよ」といわれもしましたが、「治りたくないのなら、ここまではできない。絶対元気になりたい！」と必死で向き合ってきました。

赤ちゃんの頃から、骨折など肉体的、性的な虐待が、中学三年生まであったので、施設に送られた時もありました。子供の頃からストレスフルで、風邪をよくひいていたのと、歯がガタガタだったので、歯科矯正で一二本抜歯したりで、抗生物質をほぼ二カ月に一回は摂っていました。学生時代から、月の半分は偏頭痛と、ほぼ毎日、過敏性大腸炎で生活が大変でした。

リウマチになる前からも、なってからも、「普通に生活が出来るようになりたい。まだまだ、やりたいことがいっぱいある」。その気持ちで、ずっと頑張ってきましたが、もう、これ以上何をしたらいいか分からなくて、何が間違っているのかも分からなくて、でも死にたくない。

彷徨っていたときに、本書5章で述べる陽子先生のオンライン講座を知りました。講座を聞いて、そこで初めて、自分がしてきたこと、教わってきたことが、全部偏りすぎていたんだ。医療が嫌で代替療法に進んだつもりだったのに、結局は極限の偏りを続けるという同じことを繰り返していたんだと、気がつきました。ショックと同時に、希望が見えてきて、講座の後には嬉しくて泣いてしまいました。

私が陽子先生と一緒に行っているリウマチ・膠原病のラジオも聴かれたそうです。以下、彼女から最近いただいた手紙の一節を紹介します。

「ハチミツや黒糖、果物などを摂り始めてから、三カ月が経ちました。特に白いハチミツ（ドンニックやカナダのハチミツ）が美味しすぎて、止められなくて、一日中食べています（大した運動もしていないのに、一日で一瓶食べてしまう時もあり、取り過ぎなのではと不安にもなります……）。

ハチミツを摂り始めて、実は、体のあちこちがどんどん腫れて、痛みで何度も泣いてしまうこともありましたが、これで大丈夫なんだって、回復する身体になってきたんだって、確認しながら週一で陽子先生の講座で勉強して、声を励みに三カ月まいりました。

まず、脇や首などあちこちにあった、リンパ腫も、触ってわかる範囲で、すでに半分く

[図1] ハチミツによって短期間でリウマチの炎症が改善

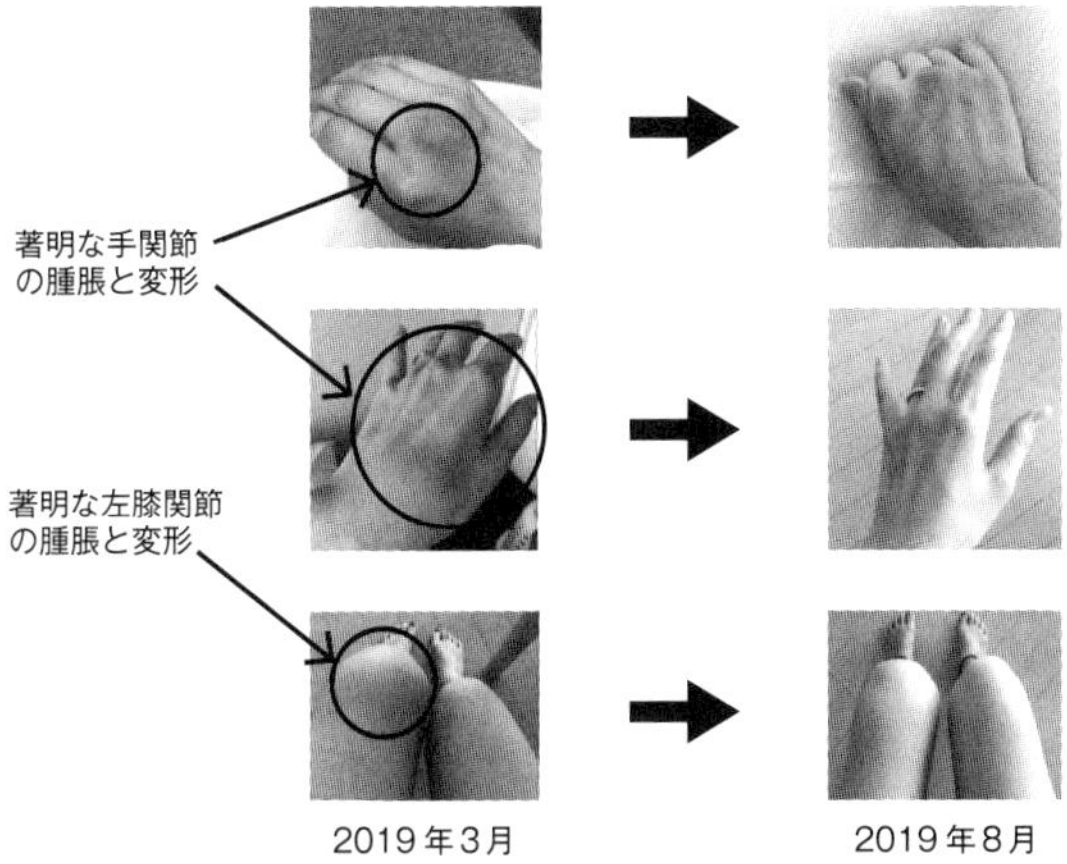

34歳女性。6年前（2013年）に重度のリウマチと診断される。その後、悪性リンパ腫も合併。2019年4月よりハチミツを大量に摂取し始める。４ヵ月弱で、手足の関節の腫脹・変形が著明に改善した。

らいに減っています（糖を再開しても、ガンは大きく増えないのですね！）。そして、体重が、この数年何を食べても三五〜三七キロを行ったり来たりしていたのですが、食事は特に増やしたわけでもないのに、数年ぶりに四〇キロ台になりました!!

　少しのウォーキングでぶっ倒れていた自分が、負荷がかかるような階段でなければ、倒れることもなくなりました！　動けるようになって本当にすごく嬉しいです。あと、二十歳の時から足にあったアトピーがほとんど消えました。

そして八月二日（二〇一九年）のハチミツの真実セミナーで崎谷先生に報告させていただいたように、四カ月目に入って右肘関節は、結節もあってロック状態でしたが、現在は伸ばせるようになりました。また、手関節の腫脹も軽減しています。まだ跡はあるものの、こんな短期間で本当になくなったので、逆に不安になるくらいです。

今まで毎日手のひらいっぱいに摂っていたサプリもやめて、金銭的にも随分楽になりました。苦行のように管理した生活を送っていましたが、ハチミツを食べる生活は、幸せで、楽ちんで、これなら五年かかっても大丈夫！と思えます。

元気いっぱいになって、みんな大丈夫だよ!!ハチミツいいよ！と笑って、私も身体の事を伝えられる側になっていきたいです。

リウマチ以外にも以前からのひどい頭痛や胸痛、不整脈など強い慢性的な症状がありますが、学んで実践して、元気になっていきます！」

（この方に行ったアドバイス：ワイルドハニーとハニーデュー〈サーティーン・ハニー〉というハチミツの一・五kgサイズを入手してください。もし手に入らなければ、安心なハチミツ〈抗生剤・シロップ・放射線物質・農薬・添加物フリー〉を、とにかく三カ月は食べたいだけ、または、毎日最低大さじ六〜八杯を摂取してください。そこから 少しずつ食べたいハチミツが変わってきます。きっと量も食べたくなくなってきます。その感覚にも気がつくようにしてほしいです。完全に壊れてしまった骨が復活するのは難しいかもしれませんが、必ず良い方向へ向かいます。まずは三カ月、ハチミツでゆっくり改善していきましょう。）

○ハチミツで生理が戻った女性

四十六歳の女性です。小さいころから、アトピーで皮膚科でステロイドショットも受けていました。二年間、週に二回のペースです。当時ステロイドは万能薬といわれて、その通り信じていました。

私のプーファ（多価不飽和脂肪酸）の本は読んでおられたものの、当時の彼女には難しすぎたが、陽子先生のオンライン四講義（糖、脂質、ホルモン、鉄）でようやく腑に落ちてきたということです。以下、彼女の体験談です。

私はアトピーでそれなりに苦労しましたが、結局はステロイドで抑えて乗り越えてしまったので、対処療法しか分からずにまた改めて根本治療を模索するハメになりました。そこで、そうか！ストレス社会に現代食は栄養素が薄いから、身体の素の材料不足だからいけないんだと思いました。そうしたら、たまたまインターネットで「糖質制限とメガビタミン高タンパク」療法が目に留まり、それを厳格に実行しました。即座に、倦怠感と口唇ヘルペスと、膀胱炎になりました。大量のビタミンC、E、鉄剤は、飲んだら即胃がむかつきました。

「変だな、おかしいなぁ」と思いながらも、オメガ3神話は継続していました。ただエゴマ油、亜麻仁油は気持ち悪くて食べられなかったので、油はとりあえずオリーブオイルのみを使っていました。実際、炒め物、サラダ、パンを食べるときはオリーブオイルをたくさん使用していました。主人は血液サラサラに洗脳されていて、DHAサプリをやめません。崎谷先生の『オメガ3の真実』を読んでもらえればよいのですが……。

主人は健診では低血圧なのに、動脈硬化と悪玉過多の高コレステロールと中性脂肪過多。もともとカモシカみたいな身体だったのに、腹部と背中にムササビみたいな冷たい脂肪がついてます。前立腺炎、耳鳴りおよび軽度ですが鬱っぽいです。これがオメガ3の効果だと実感中です。

ハチミツを取り始めてしばらくは、三週間くらいむくみました。不安でしたが、元気はあり動けましたので継続していたらむくみが取れました。体感としてはカチカチの便が柔らかくなりました。あと睡眠の中途覚醒はハチミツを摂りだしてすぐ消えました。

生理が三カ月ぶりにやって来ました！　もはや事件です。糖質制限とメガビタミン高タンパクで身体壊してから三カ月、生理もなく、閉経スイッチを押したのだ、と受け入れていました。このままではダメだ、と、先生方のご指導通りにハチミツを食べて一カ月。鉄剤とメガビタミンを捨てて、ハチミツ（グルコース＆フルクトース）を摂り始めて生理と活力を得ましたので、糖の働きは体感しました。

引かない甘さと満たされ感で、カロリー的には普段よりたくさんなのに太らないし元気になりました。便通まで良いし、たまにガスが溜まるけど、それも臭くありません。

私は、痩せたい病＆酒好きで、糖質制限しながらワインを飲んでいたら次第に体力、気力が低下し、皮膚がシナシナと凹んできました。「スリムでいたいけど健康第一で、どうしようか？」と検索して目にしたメガビタミン＋糖質制限＋高タンパクをした途端に倒れてから、どうしてだろうと疑問に思い、分子栄養学を標ぼうするクリニックで五万円もかけて血液検査しました。

「フェリチン26、アウトです！　鉄サプリ飲んでください。あとは食事指導できるし、指導料登録で初回三万円です。あとは毎週一〇〇〇〇円ずつです。どうしますか？」と勧められましたが、鉄サプリでの苦い経験から、断りました。栄養指導もそれなりにわかる先生だと思いますが、ご本人がガリガリに痩せて不健康そうにお見受けするお姿の声からは何も響きませんでした。

糖質制限、メガビタミン、および鉄剤摂取およびチラージン（甲状腺用の合成医薬品）もやめて、ハチミツと黒糖で、はや三カ月経過しました。閉経したと思っていた生理が戻ってから二八日周期で三回目となりました。若い頃から経血は黒ずんで生臭かったのが、赤くサラサラでたまに固形がある程度で臭わず三、四日で終わり、生理痛も始まる直前とその日の半日で終わります。味覚も敏感（正常？）になり、大手食品メーカーのカカオ八〇パーセント植物油脂入りのチョコレートを美味しいとは感じなくなりました。

よく考えると、小さいころは、母の実家の祖父母の家に行くと、置いてある黒糖を食べ尽くしていたんです。いい加減にやめなさいと母に言われていました。昔の黒糖なのでおそらく添加物もなく、柔らかくて甘苦いものや、硬くて黒くて噛み砕くのに苦労したもの、あるいは生姜《しょうが》を足したものもありました。とにかく黒糖を、当時身体が欲していたのが今は納得です。

2　ハチミツの歴史

ハチミツは、なんと八〇〇〇年前の石器時代から使用されていました[1]。古代エジプト、アッシリア、中国、ギリシャ、そしてローマ帝国でも傷や腸の病気に使用されていました[2]。しかし、その効果がメインストリームのサイエンスで取り上げられたのは、ここ数十年のことです。

古代エジプトでは、すべての病気の治療にミルクと共にハチミツを用いていました。死体の防腐処置にもハチミツは使用されていました。彼らの神への貢ぎ物もハチミツだったのです[3]。

古代ギリシャでは、疲労にハチミツ水を用いていました[4]。ヒポクラテスは発熱に対してハニー水やハニー・ビネガーを用いており、頭髪の脱毛、傷の処置、便秘、咳などの風邪症状、目の病気、皮膚の感染予防や傷跡の処置にもハチミツを使用していました[5]。

イスラム世界でも、聖書コーラン（Qur'an）にもハチミツの効用が謳われています。預言者であるムハンマドも下痢に対してハチミツの使用を勧めています[6]。もちろん聖書

(Bible)にもハチミツの効用が記載されています[7]。

インドのアーユルベーダ(Ayurveda)では、咳などの風邪症状、虫歯や歯周炎、不眠、皮膚病、不整脈、貧血、視力改善(眼に塗布)などに使用されてきました[8][9][10]。

3 ハチミツの組成

ハチミツは、ミツバチが植物の花蜜(nector)を集めたものからできることは、みなさんもご存じだと思います。花蜜はハチミツの蜜袋とよばれる胃(honey stomach)に入り、そこでフルクトース(果糖)とグルコース(ブドウ糖)に分解されます。ミツバチは花蜜を蜜袋に入れてから、吐き出します。完全に花蜜が分解されてハチミツになるまで、この吐き出したものを他のミツバチに口移ししていく作業を約二〇分間続けます。ハチミツになると巣のなかに吐き出して、それを羽で乾燥させてハチミツを完成させます。そして、完成したハチミツの周囲を蜜ろう(beewax)でシーリングします[11][12]。

ハチミツには二〇〇以上の成分が含まれています[13]。その主成分は、炭水化物(フルクトース、グルコースなど)です。乾燥成分の九〇~九五パーセントは糖質です[14]。

［図2］花蜜はミツバチの蜜袋に入ったあと反芻される

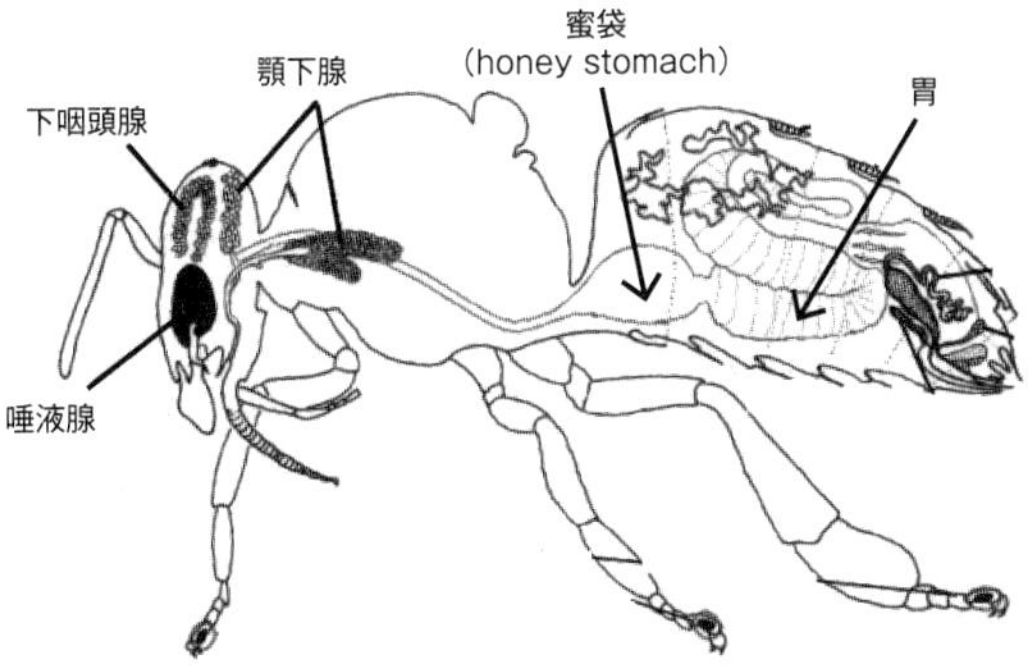

ミツバチは花蜜を蜜袋（honey stomach）に入れてから、吐き出す。蜜袋内で花蜜をフルクトース（果糖）とグルコース（ブドウ糖）に分解する。完全に花蜜が分解されてハチミツになるまで、この吐き出したものを他のミツバチに口移ししていく作業を約20分間続ける。ハチミツになると巣のなかに吐き出して、それを羽で乾燥させる。そして周囲を蜜ろう（beewax）でシーリングする。

糖質は、ほとんどがフルクトース（果糖）とグルコース（ブドウ糖）の単糖類（monosaccharides）で占められています。二糖類（disaccharides）では、マルトース（maltose）、アイソマルトース（isomaltose）、ショ糖（sucrose）、ツラノース（turanose）、ラミナリビオース（laminaribiose）、ニゲロース（nigerose）、コージビオース（kojibiose）、ゲンチオビオース（gentiobiose）やトレハロース（B-trehalose）が含まれています。三糖類（trisaccharides）では、マルトトリオース（maltotriose）、

［図3］ハチミツの平均的組成

構成成分 (g)		ミネラル (mg)		ビタミン (mg)	
フルクトース（果糖）	38.2	カルシウム	3-31	アスコルビン酸	2.2−2.5
グルコース（ブドウ糖）	31.3	カリウム	40.0−3500.0	ビタミンB1	0.0−0.01
サクロース（ショ糖）	0.7	銅	0.02−0.60	ビタミンB2	0.01−0.02
他の二糖類	5.0	鉄	0.03−4.00	ナイアシン	0.1−0.2
水分	17.1	マグネシウム	0.7−13.0	パントテン酸	0.02−0.11
有機酸	0.5	マンガン	0.02　2.0	ビタミンB6	0.01−0.32
タンパク質、アミノ酸	0.3	リン	2.0−15.0		
		ナトリウム	1.6−17.0		
		亜鉛	0.05−2.00		
		セレン	0.001−0.003		

J. Am.Coll. Nutr. 2013, 27, 677–689

ハチミツは炭水化物、とくに単糖類（フルクトース、グルコース）リッチで脂肪フリーの食品である。ミネラルやビタミンも含まれるため、糖のエネルギー代謝を回すには最適の食材といえる。

エルロース（erlose）、メレジトース（melezitose）、セントース（centose 3-a5）、ケストース（l-kestose）、アイソマルトトリオース（isomaltotriose）、パノース（panose）などが含まれています[15][16]。その他、難消化性のオリゴ糖（fructo-oligosaccharides）も四〜五パーセント程度は含まれています。

糖質以外にも、水分、アミノ酸、ビタミン、ミネラル、酢酸やクエン酸などの有機酸（organic acids）やファイトケミカル（フェノール酸、フラボノイド、カルテノイドなど）から構成されています[17][18]。

ハチミツは炭水化物、とくに単糖類

（フルクトース、グルコース）がリッチです。そしてそのエネルギー源となる単糖類を回すための、ビタミン、ミネラルも含まれるため、糖のエネルギー代謝を回すのには最適な自然の食材なのです。古《いにしえ》からハチミツが万能薬で使用されてきたのは、当然といえます。

4 ハチミツは基礎代謝を上げる
——ハチミツ摂取で運動のパフォーマンスが向上

ハチミツに含まれるフルクトースは糖（グルコース）のエネルギー代謝を高めます。運動時には特に筋肉に糖が必要となります。筋肉は安静時には脂肪をエネルギー源として燃焼しますが、活動時には糖を使用します。

そのため、私は運動時には必ず粗糖やハチミツの入った自前のドリンクを摂取していますが、もし、運動時に糖が不足すると、私たちの脂肪や筋肉を砕いて糖に変換しないといけなくなります。筋トレしているのになかなか筋肉がつかないという場合、運動時に筋肉が必要とする糖が不足しているために、筋肉が分解されている可能性があります。

さて、運動時にフルクトースあるいはショ糖（ハチミツと糖の組成が酷似）を摂取した臨床実験があります。この場合も、フルクトースあるいはショ糖が糖のエネルギー代謝を高めたという結果が出ています[19]。よりたくさんのエネルギーと二酸化炭素（私はその絶大な健康効果から「ミラクルホルモン」と呼んでいます）が産生されるのです。

つまりフルクトースを含むハチミツを運動中に入れると、筋肉はスペアされ、運動に必要なエネルギーと二酸化炭素をよりたくさん得られるのです。

運動時には、通常よりも多大なエネルギーが必要になります。特に筋肉細胞にいかにたくさんのエネルギー源が送れるかが、スポーツやトレーニングのパフォーマンスを決定します。

筋肉細胞は安静時には脳や赤血球といった糖（グルコースやフルクトース）しかエネルギー源として使用できない器官のために、脂肪をエネルギー源として糖をスペアしています。ところが、その筋肉も活動時、つまり運動時には糖をエネルギー源とします。通常、筋肉は糖質としてグルコース（ブドウ糖）をエネルギー源として直接利用します。しかし、ストレス下では、フルクトース（果糖）を直接エネルギー源として利用できます。

実際にフルクトース（果糖）を運動前あるいは運動時に投与した臨床実験では、そのほとんど（五〇～一〇〇パーセント）が二酸化炭素に変換されています[20]。つまり、フルクトース（果糖）がエネルギー代謝に使用されているのです。もちろん、フルクトース（果糖）が小腸、肝臓や腎臓などでグルコース（ブドウ糖）に変換されて、エネルギー代謝に使用されることもこの中には含まれているはずです。

そして運動時には、グルコース（糖）だけよりも、グルコース（糖）+フルクトース（果糖）のコンビネーションの方が、エネルギー産生量、つまり糖のエネルギー代謝が高くなることが臨床実験で明らかにされています[21]。グルコース（糖）+フルクトース（果糖）のコンビネーションであるハチミツが運動時には理想の糖質であることがよく分かります。

5　ハチミツの様々な効用

このようにハチミツにはエネルギー代謝を高める効果がありますが、それ以外にもたくさんの効用が現代医学でも報告されるようになっています。

下痢・脱水症状にもハチミツ水

子供の下痢に対してハチミツは、下痢の回数および入院期間を減らす効果があることがすでに報告されています[22]。さらに、乳幼児の下痢症に対して、経口補水液（oral rehydration solution, ORS）にハチミツを加えた臨床実験も報告されています[23]。この臨床実験では、ハチミツ一〇㎖を経口補水液（ＯＲＳ）二〇〇㎖に混ぜているものと経口補水液（ＯＲＳ）およびハチミツ五㎖を一日三回摂取するグループのいずれもが、下痢の回数と入院期間を減らしています。

日本の経口補水液（ＯＲＳ）には後述する果糖ブドウ糖液糖（ＨＦＣＳ）が入っているためお勧めしません。この臨床実験で使用された経口補水液（ＯＲＳ）の成分については記載がありませんでした。ただ、経口補水液（ＯＲＳ）にハチミツを混ぜると、浸透圧（水を引く力）およびグルコース濃度が高くなります。これらが小腸から吸収されると、同時に腸管内の水分も引き付けるので、下痢便から水分を奪います。これによって、便の性状が液体状から固形状へと正常化していきます。

虫歯予防と治療にハチミツ

砂糖やハチミツなど甘いもので虫歯になると誰しもが思い込んでいるかも知れません。

口腔内には七〇〇種類以上のバクテリアが存在していますが、虫歯（dental caries）の原因になるのは、ミュータンス菌（Streptococcus mutans）といわれています[24][25]。このミュータンス菌が糖質をエサにして乳酸などの酸を放出します。この酸で歯が溶かされる（demineralizing and disintegrating.）ことによって、虫歯が発生すると考えられています。

しかし、糖質制限や歯磨きを行っても虫歯を予防できないことは、米国の教科書にも記載されている事実です[26]。実際の虫歯の多くは、ストレスホルモン（エストロゲン）などの上昇による唾液腺の分泌の低下によって引き起こされています[27][28]。唾液そのものが、バクテリアの放出する酸を中和するだけでなく、唾液のフローによって口腔内がクリーナップされているからです。

唾液の分泌が低下する甲状腺機能低下症では、虫歯が必発です[29]。

ショ糖（sucrose）が豊富に入った食品は、甲状腺機能を高めることが分かっています。具体的には、ショ糖は甲状腺ホルモンの産生を高め、かつ不活性型甲状腺ホルモン（T4）から実際に作用する活性型（T3）への変換を高めます[30][31]。ファスティング（断食）によって甲状腺機能は著明に低下しますが、それを回復させるには、炭水化物が必要であることも報告されています[32]。実際に、ショ糖やハチミツなどの炭水化物を欠乏させると、活性型甲状腺ホルモン（T3）が低下します[33]。

つまり、ショ糖とほぼ同じ糖の組成を持っているハチミツは甲状腺機能を高めるのです（なぜかハチミツと甲状腺機能の関係を調べた研究がまだ行われていない）。甲状腺機能が高まり、唾液腺を活性化することで、虫歯を予防することができるのです。

口腔がんに対する放射線治療によって、唾液腺がダメージを負うために、唾液が出なくなります。これを「口腔乾燥症（xerostomia）」といいます。この唾液減少によって口腔内粘膜に潰瘍ができたり虫歯ができますが、最終的に嚥下障害（飲み込みができない）が出るため、食事ができなくなるところまで発展し、体重減少を招きます[34][35][36][37]。

ハチミツがこの放射線治療後の「口腔乾燥症（xerostomia）」に対して効果があることも近年報告されています[38]。さらに後述するハチミツの抗菌作用も相まって、虫歯の予防と治療にハチミツは非常に有効なのです。

このようにハチミツの虫歯に対する効果は十分に証明されていますが、一つだけ留意点があります。それは、ハニー・コム（ハチの巣）が入っているハチミツです。このハニー・コム（ハチの巣）のビーワックス（蜜ろう）が唾液腺を詰まらせることがあるのです。この場合は、ストレス状態（＝甲状腺機能低下）と同じく唾液が分泌されなくなりますので、虫歯になりやすくなります[39]。

創傷治癒を速めるハチミツ

大きく開いた開放創、糖尿病の難治性の傷、熱傷あるいは褥瘡《じょくそう》部位にハチミツを塗布すると治癒が促進することが古代から知られており、現代のサイエンスでも証明されています[40][41][42]。第一次世界大戦では、ロシア軍は銃創などの傷にハチミツを用いて治療していたことは有名です。

このハチミツの創傷治癒促進は後で詳しく述べるように、ハチミツに含まれるフルクトース（果糖）とグルコース（ブドウ糖）のコンビネーションによるものです。その他にも、ハチミツに含まれる有機酸によって、pHが3.2～4.5の酸性にキープされているために、皮膚において静菌作用があることも傷の治りを速める一因となっています[43]。

ハチミツの創傷治療の利点は、抗生物質のように耐性菌ができないことや医薬品のような副作用を伴わないことです[44][45]。

さらに、医療現場でも傷を覆うためにガーゼを用いていましたが、ガーゼは傷に付着します。新しいガーゼを交換するときには、皮膚にガーゼが付着しているために、せっかく再生した新しい皮膚細胞が剝がされてしまいます。そのために、創傷治癒が遅れることが問題でした。

しかし、ガーゼなどの被覆材に、ハチミツをしみ込ませると、傷口の皮膚に癒着しないために、新生皮膚細胞が剝がされるという問題を回避できます[46][47]。それよりも、ガーゼなどの被覆材を用いずに、ダイレクトにハチミツを塗布してラップで密封するとさらに効果が高まります。創部から膿や浸出液が出ている場合は、そのラップの上からガーゼを置いて吸水させるとよいでしょう。

よくマヌカ・ハニーが創傷治癒や感染などで臨床実験されていますが、ハチミツ自体が創傷治癒作用や抗菌作用を持っているのであって、マヌカ・ハニーだけが持っている作用ではありません。

脳を活性化するハチミツ——うつ病、不安神経症への効果

ハチミツを使用したアーユルベーダの処方（Brahma rasayan）は、身体だけでなく、知性、集中力、記憶などを促進することが報告されています[48]。老齢ラットにハチミツを与えた複数の実験では、うつ症状や不安症状が減り、空間記憶（spatial memory）が向

上しています[49][50][51]。ハチミツは、酸素不足に陥った脳神経細胞を保護する作用もあります[52][53][54]。

健康な閉経後の女性を対象にした臨床実験でも、ハチミツの摂取によって短期記憶が向上しています[55]。また、臨床実験で、ハチミツの投与によってうつ症状や不安症状が低下することも報告されています[56]。

特にハチミツのうつ症状の改善の効果は、エンドトキシン（内毒素）による脳の炎症を抑える作用によります[57][58][59]。うつ病の発症にはエンドトキシンによる脳の炎症が深く関与しているからです[60]。

脳の機能異常によって起こる精神錯乱やせん妄（delirium）も、脳の糖不足で起こります[61]。アルツハイマー病は、糖のエネルギー代謝の低下で起こることがすでに報告されています[62][63][64]。最近では、筋委縮性硬化症（amyotrophic lateral sclerosis, ALS）などの神経難病も糖の不足によって引き起こされることが報告されるようになりました[65]。

なぜハチミツはこのように脳を活性化させる物質（nootropics）なのでしょうか？　それは、脳で脂肪の酸化（lipid peroxidation）を防ぎ、後述するように糖のエネルギー代謝を促進するからです[66]。

脳神経細胞は、他の臓器と比較しても大量のエネルギーを必要とします。したがって、脳の糖のエネルギー代謝を高めるハチミツによって、脳が活性化し、うつ病、不安神経症や神経難病が治癒していくのは当然なのです。

6 ハチミツには抗ガン作用も

以上のハチミツの実際の効果以外にも、抗酸化作用や抗ガン作用があることも報告されています[67]。

現代のサイエンスでは、ハチミツの抗ガン作用をフェノール化合物やフラボノイドとしていますが、そうではありません。ガン（その他の慢性病も含め）はすでに細胞内は還元状態（抗酸化状態）であり、フェノール化合物やフラボノイドの抗酸化作用はガンをさらに増殖させることになるからです（『ガンは安心させてあげなさい』参照）。

本当の抗ガン作用は、ハチミツに含まれるフルクトース（ハニー・フルクトース）とグルコースというコンビネーションにあります。このことを次章で詳述していきます。

第2章

「ハニー・フルクトース」

―― ハチミツの実力はフルクトース（果糖）にあり!

1　ハチミツに含まれるフルクトース（果糖）

単糖類にはグルコース（ブドウ糖）、フルクトース（果糖）、ガラクトースなどがあります。ハチミツに含まれ、その主成分となっている単糖類は、グルコース（ブドウ糖）、フルクトース（果糖）です。

とりわけ、注目すべきは、ハチミツにはフルクトース（果糖）が豊富に含有されていることです。ハチミツの種類によって含有量が異なりますが、およそ二一・〇パーセント～四三・五パーセントはフルクトース（果糖）なのです[69][70][71][72]。

ハチミツのフルクトース（果糖）量の差は、花の種類や土地、気候の違いによるといわれています[73]。同じ土地でも季節によってハチミツのフルクトース量が変化します。

糖を舐めて「甘い」と感じるのは、多分にこのフルクトース（果糖）のおかげです。フルクトース（果糖）は、グルコース（ブドウ糖）よりも甘く、自然界の中でも最も甘い物質です[74]。

2 ハニー・フルクトースの運命

ハチミツに含まれるフルクトースは、私たちの体でどのように利用されているのでしょうか？

ハチミツを摂取すると、ハチミツに含まれているフルクトースはまず小腸から吸収されます。通説では専ら肝臓で代謝されるとされていますが、最近になって小腸・肝臓・腎臓といったいわゆる内臓器官（splanchnic organ）だけでなく、脳、脂肪、筋肉細胞など内臓器官以外の細胞でも血液内のフルクトースを取り込むことが分かってきました[75]。

フルクトースが代謝される場所は、肝臓ではなく、まずは小腸です。これはマウスの実験ですが、私たちが通常摂取する一日フルクトース量（オレンジジュース一杯程度）に該当する量を与えた場合、九〇パーセントは小腸粘膜内で代謝されることが分かっています[76]。

また私たちヒトの実験でも、フルクトースの十二指腸注入で、血液中のグルコース（ブドウ糖）値が上昇することから、小腸でフルクトースをグルコースに変換して血液中に放

［図4］フルクトース（果糖）は、まず腸で代謝される

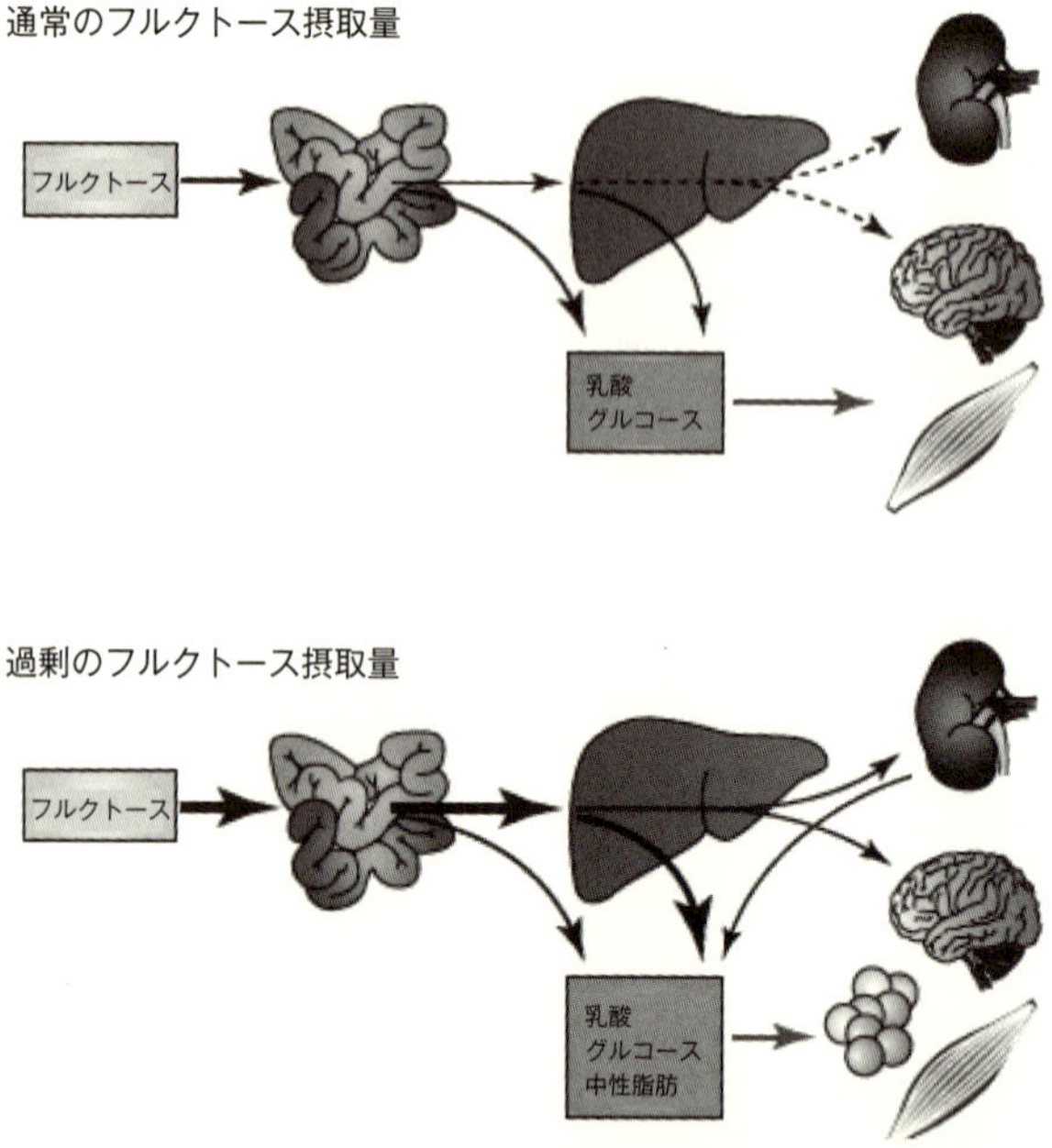

摂取したハニー・フルクトースはまず小腸細胞で取り込まれて代謝される。
その余剰分は門脈から肝臓に運ばれて代謝を受ける。

出していることが分かります[77]。

マウスだけでなく、哺乳類でも同じくフルクトースのほとんどは小腸で代謝されるのです[78]。このように小腸で吸収されたフルクトースは小腸内でダイレクトにエネルギーに変換（「フルクトリシス（果糖分解、fructolysis）」という）されるか、グルコースや乳酸に転換して全身の組織のエネルギー源として供給します。

小腸で使用されるフルクトースの残りが門脈を通って肝臓に運ばれるのです。過剰なフルクトース量の投与ではじめて、肝臓でフルクトースの代謝が行われるということです。

さて、小腸、肝臓や腎臓などの内臓器官やその他の細胞で取り込まれたフルクトースはどのように細胞内で利用されているのでしょうか？

純粋にフルクトースだけを投与した実験では、五〇パーセントはグルコースに変換される。残りの二〇〜三五パーセントは血液中の乳酸、一五パーセントは肝臓と筋肉のグライコジェン（グリコーゲン）として変換されます。フルクトースの大半は、そのままエネルギー（フルクトリシス）になる他、グルコースや他の物質に変換された後にエネルギーになります[79]。

しかし、実際はハチミツを含めた自然の食材を摂取する場合、純粋にフルクトースだけ

［図5］フルクトース（果糖）の運命

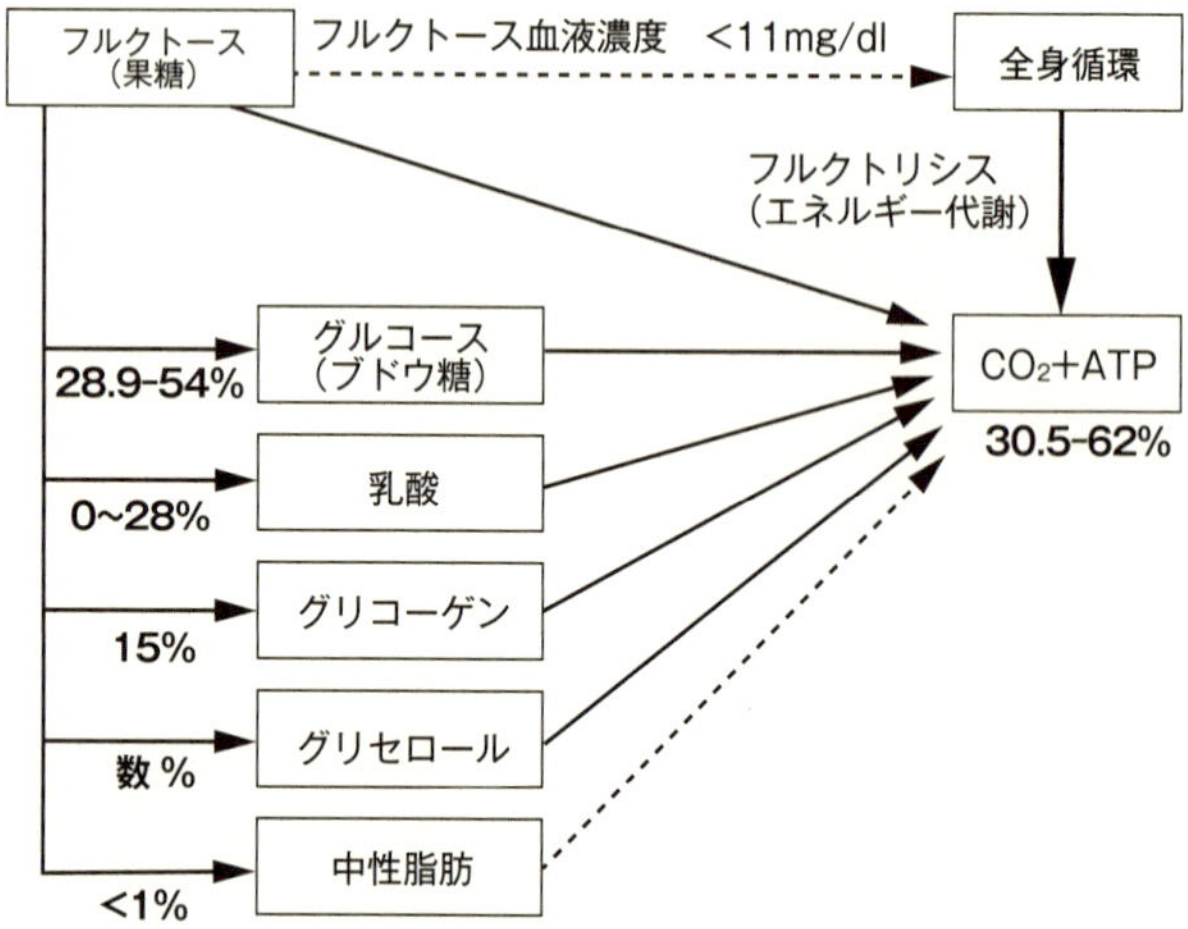

Nutr Metab (Lond). 2012; 9: 89
Am J Clin Nutr. 2007 Jun;85(6):1511-20

フルクトースの大半は、そのままエネルギー（フルクトリシス）になる他、グルコースやほかの物質に変換された後にエネルギーになります。

を摂取しているのではなく、グルコース、アミノ酸、脂肪、ミネラル、ビタミンなども含まれますし、他の食べ物も同時に摂取していることが多いと思います。

グルコースとフルクトースを他のタンパク質や脂肪と同時摂取した場合（ハチミツと食事の組み合わせ）のフルクトースの運命を調べた実験があります。その場合も、フルクトースのほとんどはグルコースに転換されるか、直接エネルギー源（フルクトリシス、fructolysis）になっています[80]。

ハチミツのフルクトースの大半は細胞においてエネルギー代謝としての燃料として利用され、その残りが肝臓と筋肉の糖のストック（グリコーゲン）や乳酸に変換されます。

フルクトースが多い甘いものを食べると太るといわれることが多いですが、実際にハチミツのフルクトースを中性脂肪に変換するのは、三〇パーセントものエネルギーロスになります[81]。したがって、よほどエネルギーがあり余ってかつ余剰のフルクトースがない限りはフルクトースをわざわざ中性脂肪に変換することはしません。フルクトースが中性脂肪になるのは、超マイナー経路ということです。

3 フルクトリシス（果糖分解、fructolysis）

フルクトースは内臓器官（splanchnic organ）とよばれる小腸、肝臓、腎臓などの細胞に特異的に取り込まれるといわれてきました。しかし、前述したように脳、筋肉、脂肪組織をはじめ、他の組織（extrasplanchnic tissues）でもフルクトースを取り込むことができます。

フルクトースを分解してダイレクトにエネルギーとして利用できるのは、小腸、肝臓、腎臓などの内臓器官（splanchnic organ）だけといわれるのは、これらの内臓器官だけがフルクトースを分解できる特異的な酵素をもっているからです。この酵素は、「ケトヘキソカイネース－C（KHK-C, ketohexokinase-C)」あるいは「フルクトカイネース－C（fructokinase-C)」と呼ばれています。

それでは実際には、どのようにして細胞内に取り込まれたフルクトースはエネルギーに変換されるのでしょうか？

細胞内に入ったフルクトースは、「ケトヘキソカイネース－C（KHK-C)」によってリ

[図6] フルクトリシス（果糖分解、fructolysis）

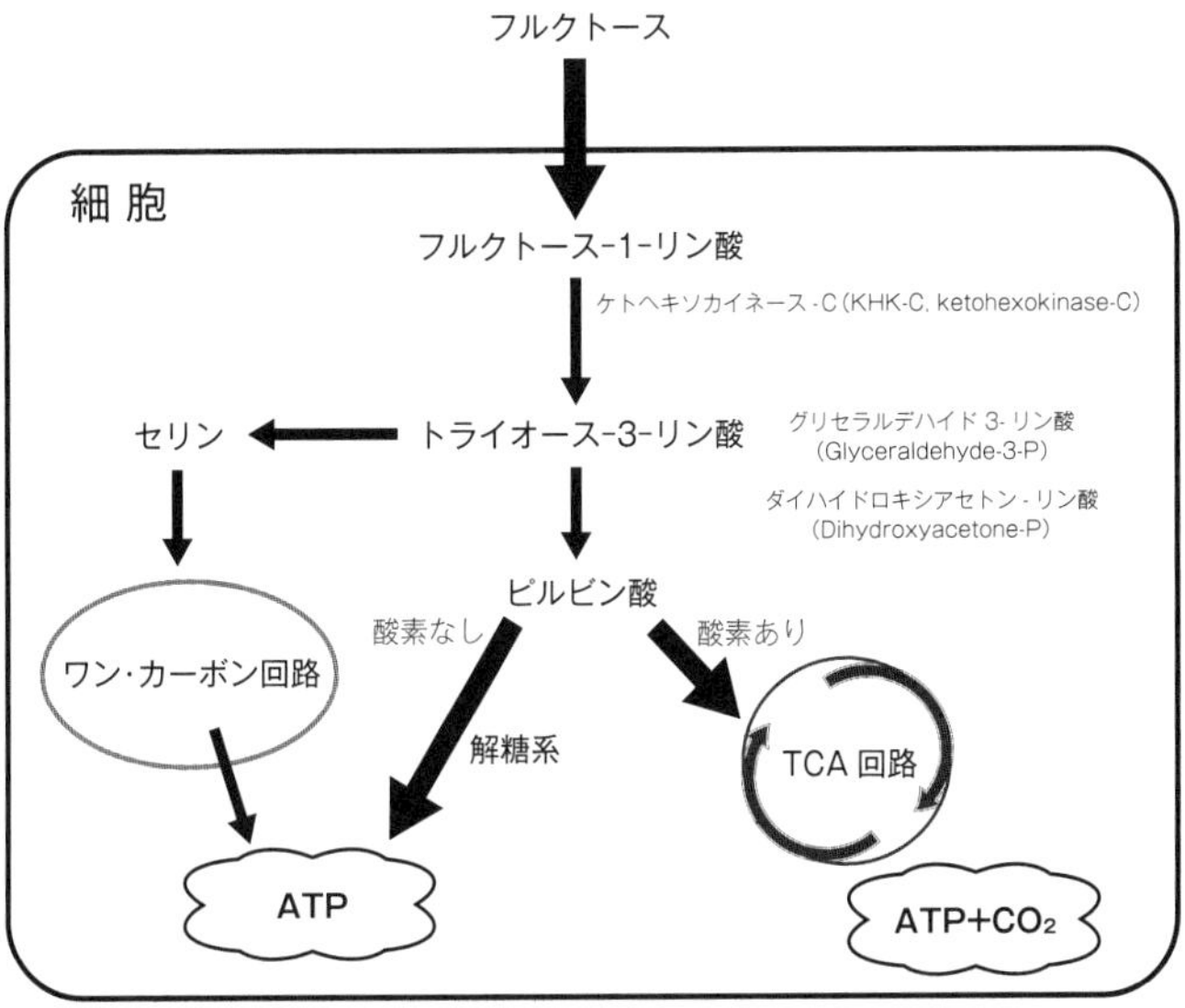

フルクトースは、それ自体が分解されてエネルギー源になる。酸素があるときは、グルコース（ブドウ糖）と同じようにミトコンドリアで完全燃焼される。酸素がないときは、解糖系あるいはワン・カーボン回路（one carbon cycle）に入ってエネルギー（ATP）産生をする。

ン酸化されてフルクトース－１リン酸（fructose-1-P）に変換されます。次にアルドースＡ（aldose A）という酵素によって、トライオース－３－リン酸（triose-3-P）に変換されます。

トライオース－３－リン酸（triose-3-P）は、具体的には、グリセラルデハイド３－リン酸（Glyceraldehyde-3-P）およびダイハイドロキシアセトン－リン酸（Dihydroxyacetone-P, DHAP）の２つを指しますが、後者はすべて前者へ変換されます。トライオース－３－リン酸（triose-3-P）は、グルコース（ブドウ糖）の解糖系（グライコリシス、glycolysis）の中間産物です。つまり、ここからはグルコースと同じくピルビン酸に変換され、ミトコンドリアのＴＣＡ回路（クエン酸回路、クレブス回路）に入ってエネルギー（ＡＴＰ）と二酸化炭素（CO_2）になります。

酸素がない場合には、解糖系と同じく乳酸に変換されます。そして、トライオース－３－リン酸（triose-3-P）は、酸素がない場合に乳酸に変換される以外にもう一つ重要なルートがあります。

そのルートは、「ワン・カーボン回路（one carbon cycle）」と呼ばれるものです。このルートでは、トライオース－３－リン酸（triose-3-P）はセリンというアミノ酸に変換されてから、「ワン・カーボン回路（one carbon cycle）」に入ります。このときにも、エネルギー（ATP）と二酸化炭素を得ることができます。

酸素がない状態では、解糖系（グルコースとフルクトース共通）のルートでは、2モルのATP産生しかありませんが、「ワン・カーボン回路（one carbon cycle）」ではその倍の4モルのATP産生があります[82]。

このように、フルクトースは内臓器官で、グルコースと同様に直接分解されてエネルギー源になるのです。

4 ストレスでフルクトースが増える――フルクトリシスは抗ストレス！

内臓器官以外の脳、筋肉や脂肪といった組織も、「ケトヘキソカイネース－A（KHK-A, ketohexokinase-A）」あるいは「フルクトカイネース－A（fructokinase-A）」というフルクトースを分解する酵素を持っています。しかし、こちらの酵素はフルクトースの分解能力（フルクトースとの結合）が弱く、いわゆるフルクトリシス（果糖分解）は起こらないとされています[83][84]。

［図7］ヒトの脳内でグルコースは、フルクトースに変換される

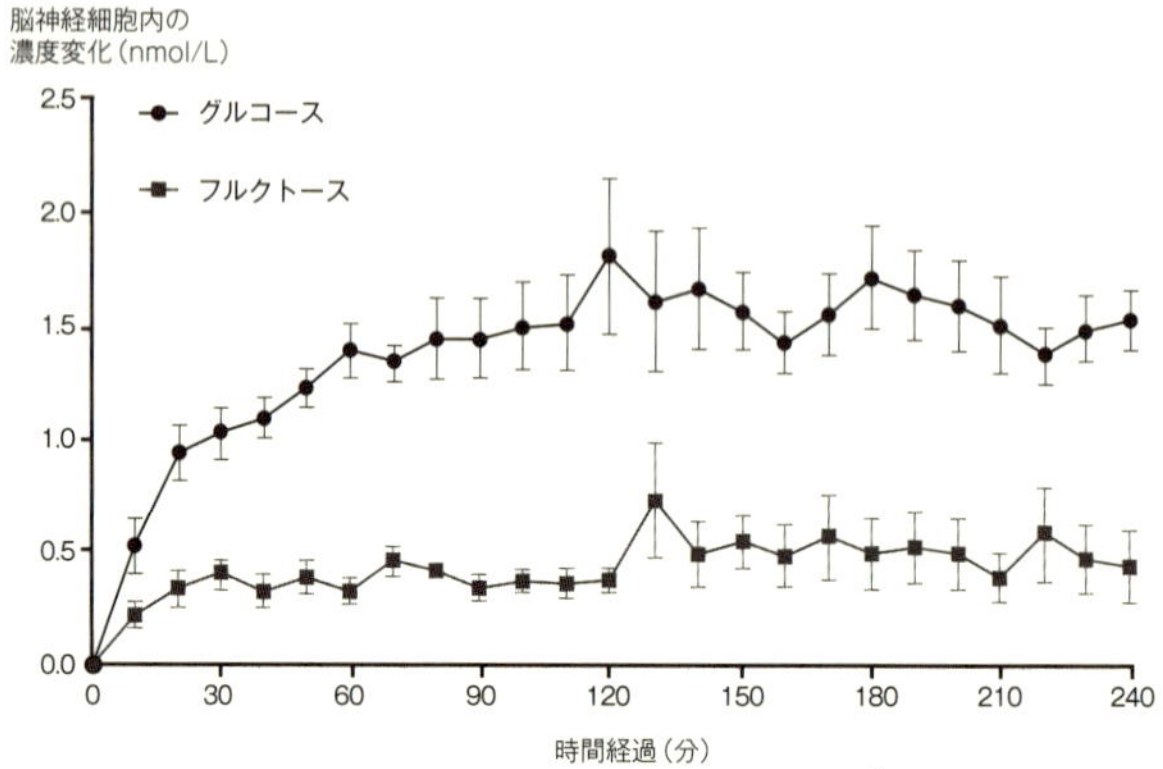

（*JCI Insight 2017; 2:e90508*）

グルコースを健康人に注射して高血糖にした実験。脳内でグルコースの濃度が高くなるに従って、脳内フルクトース量も増加している。血液内フルクトースがごく微量であることから、脳内でグルコース⇒フルクトースの転換が進んでいることが分かる。グルコースの約30 ～ 35%がフルクトースに変換される。

ところが近年になって、これらの組織も低酸素などのストレス下では、ケトヘキソカイネース－A（KHK-A、ketohexokinase-A）」を「ケトヘキソカイネース－C（KHK-C）」へ変換して、フルクトリシスによってエネルギー（ATP）産生することが分かりました[85][86][87]。

ヒトや動物において、精子、臍帯血《さいたいけつ》、胎児の羊水、ストレス時（高血糖＝インシュリン抵抗性）の脳細胞などでは、フルクトース濃度が高いこと

が知られています[88][89][90][91][92][93]。

ストレス時の脳では、フルクトース摂取がなくても、フルクトース濃度が高くなることがヒトの臨床実験でも確かめられています[94]。この臨床実験では、グルコースを注射して高血糖状態にしています。フルクトースの血液濃度が元から低いのにもかかわらず、時間経過とともに脳内のフルクトース濃度が高くなっています。

これは明らかに脳の神経細胞内で新たにフルクトースをわざわざ作っている証拠に他なりません。今回の結果では、ヒトの脳内では三〇〜三五パーセントのグルコースがフルクトースに変換されています。

それでは、なぜ私たちの細胞内でグルコースをわざわざフルクトースに変換する必要があるのでしょうか？　それは、低酸素のようなストレス下でも、フルクトースはグルコースよりも効率的にエネルギー産生ができるからです。

グルコースは、ATP、pHの低下（水素イオンの増加、乳酸の増加）やクエン酸といった代謝産物によって、グルコースを分解する酵素（フォスフォフルクトカイネース、phosphofructokinase）の働きが抑えられます。しかし、フルクトースの分解（フルクトリシス）ではこの酵素を必要としないため、事実上、フルクトースの分解を止めるものが

［図8］フルクトースは、グルコース分解を制限する酵素をバイパスできる

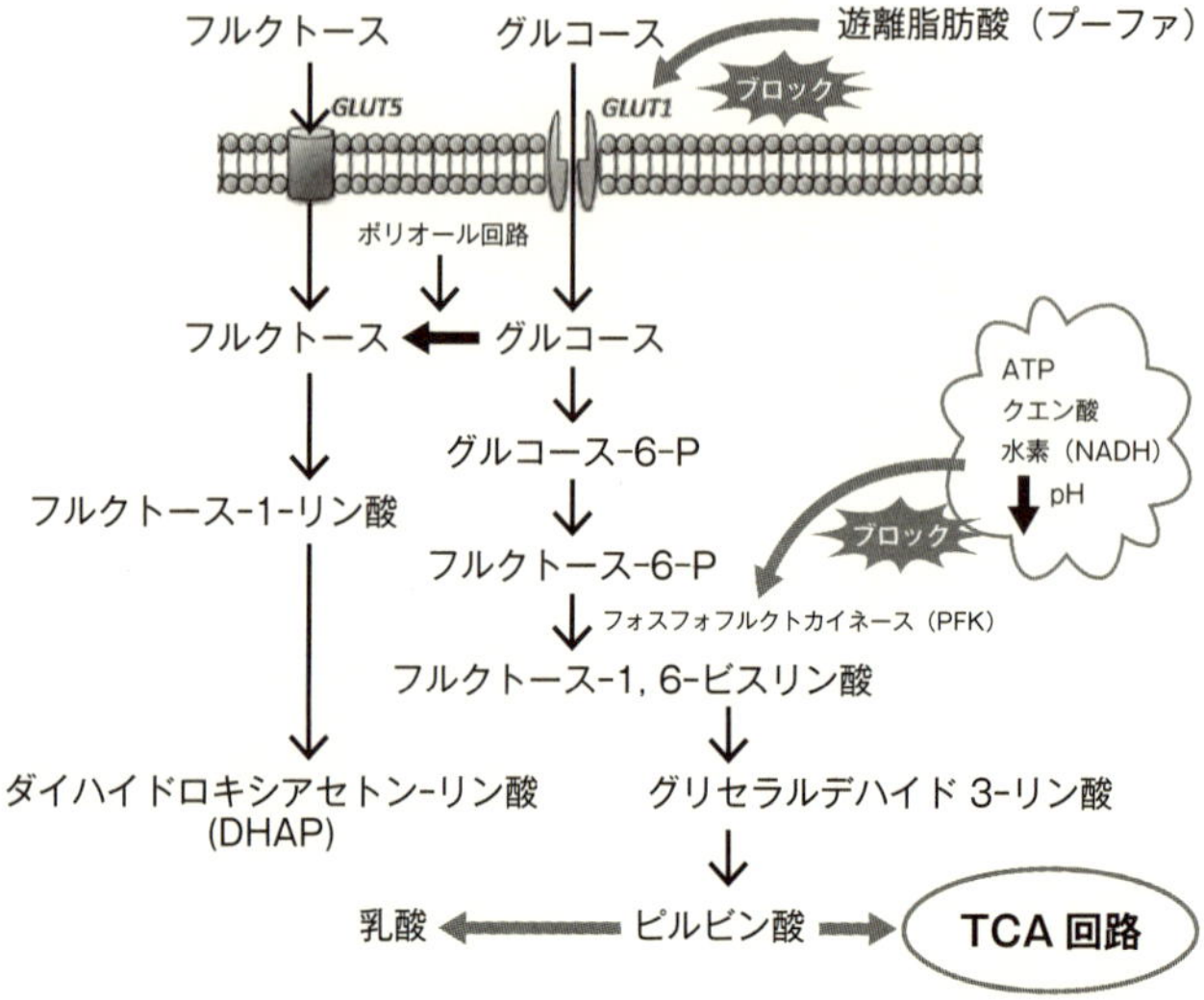

グルコース（ブドウ糖）の分解は、フォスフォフルクトカイネース（PFK）という酵素が鍵を握っている（律速段階という）。ATPやクエン酸量が高くなる、あるいは酸度が高まる（水素が多くなる）場合にその作用が止まることで、グルコース分解が止まる。しかし、フルクトース（果糖）に変換されることで、この酵素を回避（バイパス）することができる。事実上、フルクトースからのエネルギー産生は無制限である。ちなみに、フルクトースは、フォスフォフルクトカイネース（PFK）を活性化する作用も併せ持つ。

［図9］ポリオール回路―ストレス下では
グルコースからフルクトースへ

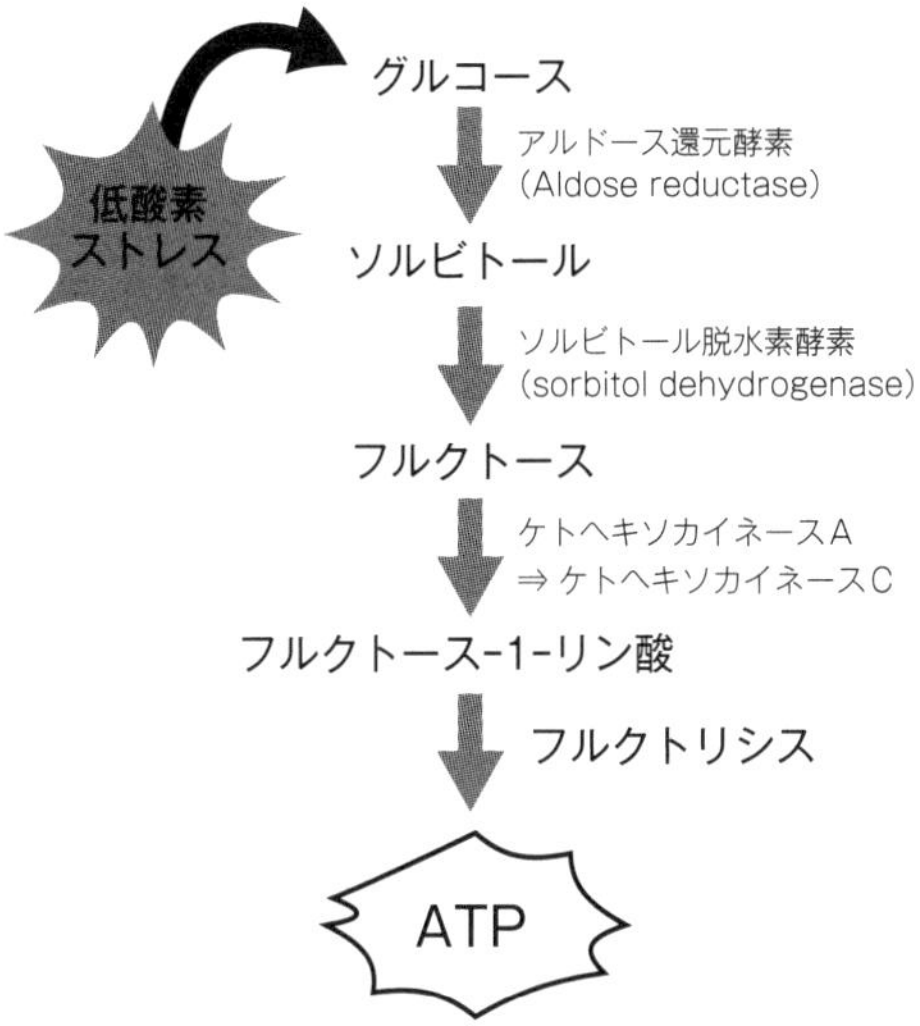

低酸素などのストレス下では、グルコース（ブドウ糖）はフルクトース（果糖）に変換されてエネルギー（ATP）産生をする。これをポリオール回路（polyol pathway）という。ストレス下ではグルコースよりもフルクトースの方が効率が良い。

ありません。このことで、グルコースとフルクトースのエネルギー産生量の違いが出てきます。

実際にストレス時にはグルコースをフルクトースに変換する「ポリオール経路（polyol pathway）」が活性化します。

最終的にグルコースから変換されたフルクトースは、フルクトリシス（果糖分解）でワン・カーボン回路に入り、無酸素下でATPを産生します。細胞にとっては、ストレス下でもいかにエネルギー

（ATP）を確保するかが生き残りの鍵となります。エネルギーが細胞の機能・構造を支えるのに十分な量がなくなると、脱分極（正常の細胞の極性がなくなる）が起こり、細胞死を迎えることになるからです[95][96]。

実際にガン細胞、糖尿病や慢性心不全などでも、ポリオール回路やワン・カーボン回路が活性化していることが報告されています[97][98][99][100][101][102][103]。これは、低酸素や高血糖（＝細胞内低血糖）というストレス下でも、私たちの細胞がサバイバルをかけてなんとかエネルギーを確保しようとする試みの表れに他なりません。このことはすべての細胞にとって、緊急時にはフルクトースが最も効率のよいエネルギー源であることを示しているのです。

しかし、現代医学はその本質を観ることなく、活性化している回路（フルクトリシスと関係しているポリオール回路およびワン・カーボン回路）を叩くということでガンや糖尿病の治療としています[104][105]。このような治療はさらに細胞にストレスを与えるため、ガンや糖尿病はより悪化していくことになるのです（また細胞は別の経路を発達させて生き延びようとする）。

5 ハダカデバネズミの秘密
――無酸素ストレスにフルクトースとショ糖を増やして対応

ハダカデバネズミ（naked mole-rat）は、地中深く穴を掘って棲んでいます。社会性に富み、大きな集団では二八〇匹も群集して生活しています。この地下生活では、酸素（O_2）濃度が低く、二酸化炭素（CO_2）濃度が高くなります。

大気中のCO_2濃度が〇・〇三パーセントしかないのに対し、ハダカデバネズミの生活圏では七～一〇パーセントまで上昇します。ハダカデバネズミは、地上で生活する私たち哺乳類と比較すると、実に二〇〇倍以上のCO_2濃度で生きているということになります[106]。一方の大気中のO_2濃度は二一パーセント程度です。ハダカデバネズミの生活圏では六パーセント程度まで低下します[107][108]。

このような地上の哺乳類にとっては極度のストレスとなる低酸素状態でも、ハダカデバネズミはなんと同じサイズのネズミの約一〇倍の寿命を持ちます。ハダカデバネズミの飼育下での最大の寿命は三二年、野生では一七年という報告があります[109][110]。

このハダカデバネズミの長寿は、地上のネズミに比べてＤＨＡ量が１／10であることと関連しています[111][112]。特にミトコンドリアの膜のリン脂質にＤＨＡが多いと脂質過酸化反応によって、アルデヒドが発生し、生命場を混乱させます。私たちの寿命は、ＤＨＡのようなプーファ（多価不飽和脂肪酸）の蓄積量（特にミトコンドリアのリン脂質に反映）に比例して減少するのです[113]。これは「老化の細胞膜ペースメーカー説（membrane pacemaker theory of aging）」とも呼ばれています[114]。

さらにハダカデバネズミは、寿命が長いだけでなく、老化の徴候が認められません。地上の哺乳類のように老化に伴う病的な変化がないのです。その証拠に、最大寿命に近い三〇歳でもメスのハダカデバネズミは高い出産率をキープしています[115][116]。このことから、ヒトでも糖のエネルギー代謝を高める（＝ミトコンドリアの機能が高い）と不妊はなくなることが分かりますね。

こうして、ハダカデバネズミは低酸素などのストレスにもめっぽう強いことが分かっています。地上に生息するネズミ（マウス）は、五パーセントの酸素しかない状況では一五分も経たないうちに窒息死します。しかし、ハダカデバネズミは、五パーセントの酸素しかない状況でも、五時間も耐えることができます。地上に生息するネズミ（マウス）は無酸素状態では一分以内で死亡しますが、その後大気（酸素濃度二一パーセント）を吸わせても救命できません。一方のハダカデバネズミは、無酸素状態でも一八分生きながらえることができ、その後大気を吸わせると完全に回復します[117]。

それでは、どのようにしてハダカデバネズミは、このような過酷な低酸素状態でも生きながらえることができるのでしょうか？

無酸素下でハダカデバネズミの組織の細胞における変化を調べると、とても興味深いことが判明しました。肝臓、腎臓そして血液中にフルクトースあるいはショ糖（フルクトース＋グルコース）が増加したのです。この変化は、地上のネズミ（マウス）では起こりませんでした。

さらに、ハダカデバネズミの腎臓や脳では、フルクトースをダイレクトにエネルギーにするフルクトリシスの指標であるフルクトース－1－リン酸が著明に増加していました。フルクトリシスを促進する酵素（ケトヘキソカイネース－C（KHK-C））が、脳、心臓で有意に増加することから、無酸素状態での脳や心臓では、フルクトースをエネルギー源としていることがうかがえます。前述したように、ストレス下でエネルギー源としてグルコースよりもフルクトースが好まれるのは、ハダカデバネズミでも同じなのです。

［図10］ハダカデバネズミは無酸素でフルクトース、ショ糖を増やす

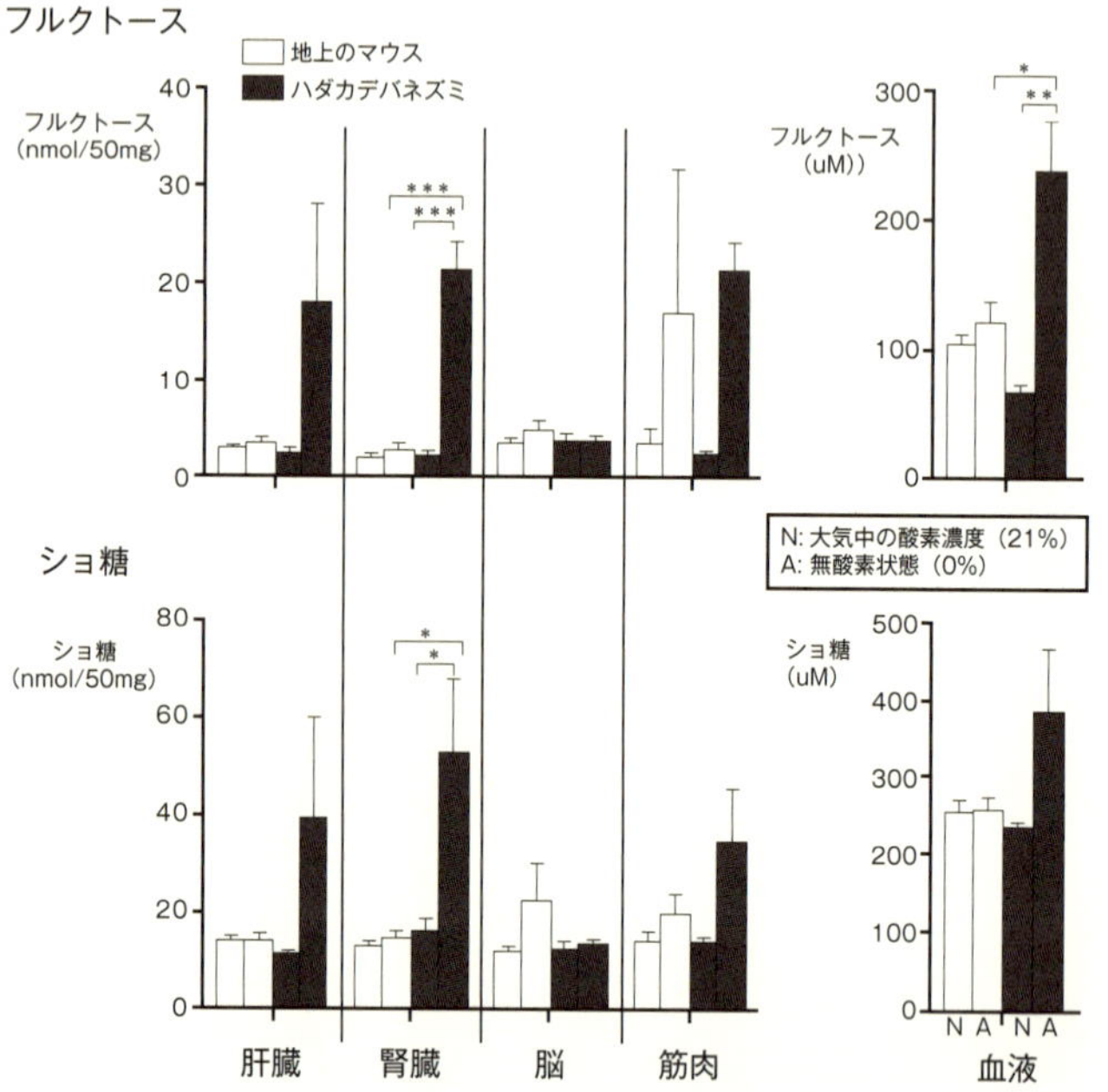

（*Science. 2017 Apr 21;356(6335):307-311*）

ハダカデバネズミは、無酸素下では各組織（肝臓、腎臓そして血液中）でフルクトース、ショ糖を増加させている。地上のマウスではこのような変化は認められない。

[図11] 無酸素下で脳、腎臓でフルクトリシスが起こっている

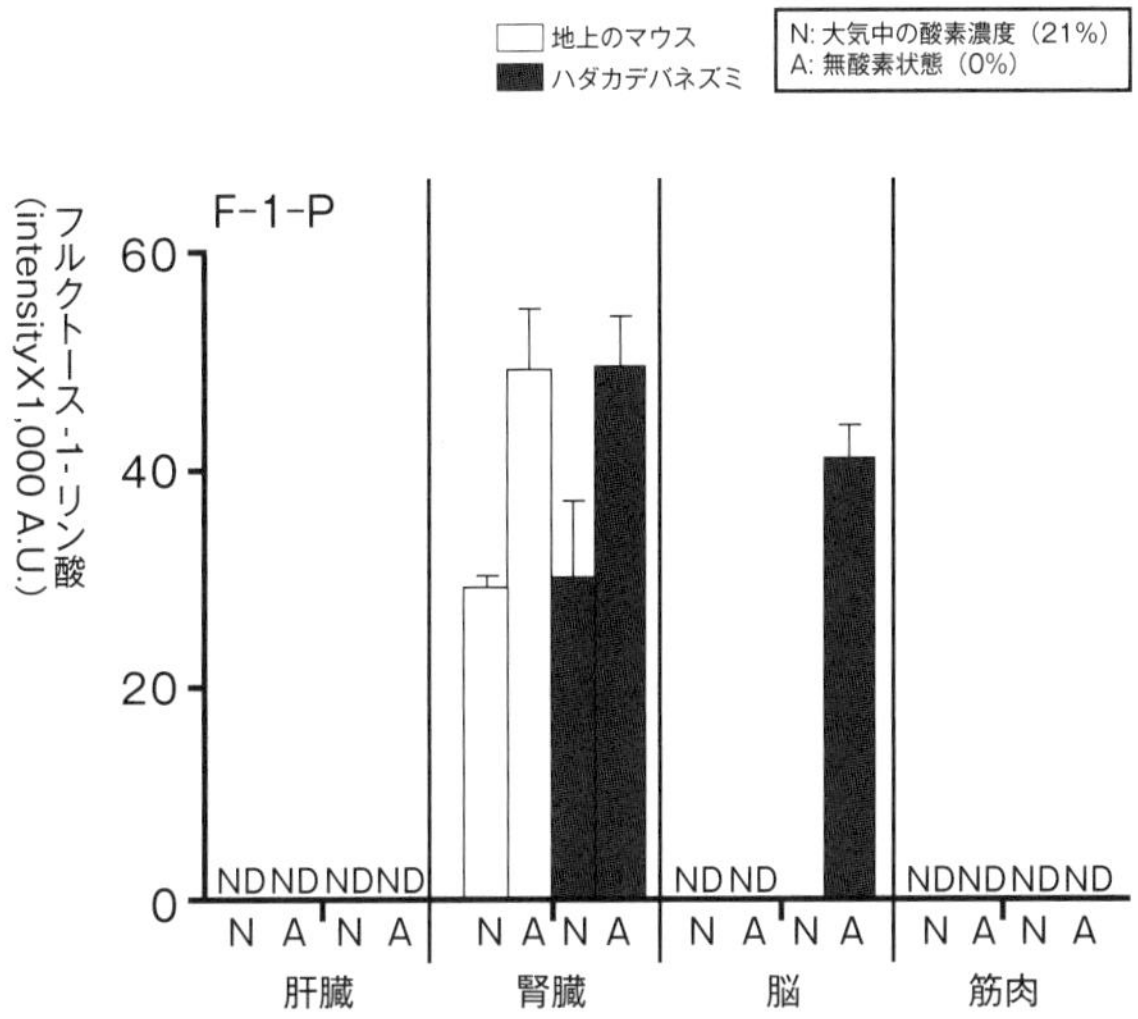

（*Science. 2017 Apr 21;356(6335):307-311*）

ハダカデバネズミは、無酸素下で腎臓そして脳において、フルクトース-1-リン酸が上昇している。フルクトース-1-リン酸は、フルクトースをダイレクトにエネルギー源とするフルクトリシスの指標である。

[図12] 無酸素下で脳、心臓でフルクトースを燃料としている

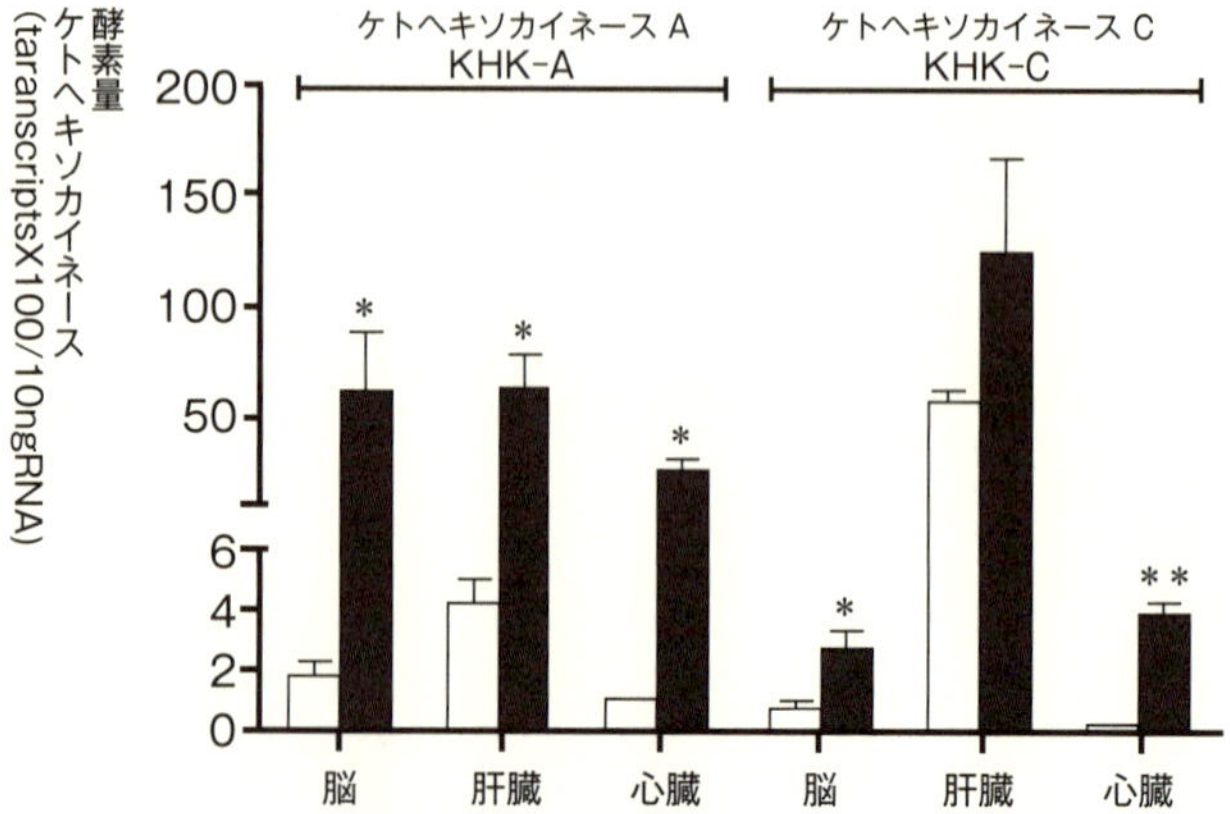

ハダカデバネズミは、無酸素下で脳そして心臓において、ケトヘキソカイネース Aからケトヘキソカイネース Cへ変換が起こり、フルクトースをエネルギー源としていることが分かる。

6 ハチミツはグルコースよりも糖のストックを増やす!

グルコース（ブドウ糖）のストックであるグリコーゲン（グライコジェン）は、主に肝臓、腎臓や小腸のような内臓器官だけでなく、筋肉でも非常に重要な働きをしています。

身体活動にはエネルギーが必要です。身体活動で筋肉を使用すると、筋肉はグルコース（ブドウ糖）をエネルギー源として使いだします。このときに、血液中に十分なグルコースがない場合は、筋肉内にストックしているグリコーゲンを分解し、グルコースにしてエネルギー源とします。

この筋肉内のグリコーゲンが少なくなると、筋肉が収縮することができなくなる、いわゆる「筋肉疲労」になります[118]。グリコーゲン量が筋肉の収縮を決定しているのです。したがって、筋肉疲労にならないためにも、筋肉内のグリコーゲンの量をキープしておかなければなりません。

そこで筋肉にもグルコースを供給すべく肝臓の働きが重要になってきます。肝臓は実質上、低血糖時に全身にグルコースを分配する最大の器官です。特に運動時には、この肝臓に蓄積しているグリコーゲンを分解（glycogenolysis）したグルコースが筋肉などの全身の臓器で使用されます。

この肝臓のグルコースのストック（グリコーゲン）が身体活動および頭脳労働の質を決定していると言っても過言ではないでしょう。その肝臓のグリコーゲンが運動などで減少した後は、グリコーゲンを再補充する必要があります。

このグリコーゲンの再補充は、グルコースを摂取することで約二五時間後に回復します。しかし、ハチミツのような「フルクトース+グルコース」のコンビネーションだと約一一時間でグリコーゲンの再補充が完了します[119]。つまり、グルコースにフルクトースを加えるだけで、グルコース単独のときよりも二倍以上のスピードでグリコーゲンが再補充されるのです。これは、フルクトースがグリコーゲンを合成する酵素（glycogen sythase）を活性化する作用によります[120]。

糖原病（グリコーゲン蓄積症、Glycogen storage disease）という稀な疾患があります。糖原病では、低血糖症状、肝機能障害の他にも筋肉内でグリコーゲンの合成と分解が行われないために、筋肉疲労、心筋症などが起こります。この場合でも、フルクトースを摂取することで筋肉の活動が改善することが分かっています[121]。

[図13] フルクトース+グルコースは、より速くグリコーゲンを作る

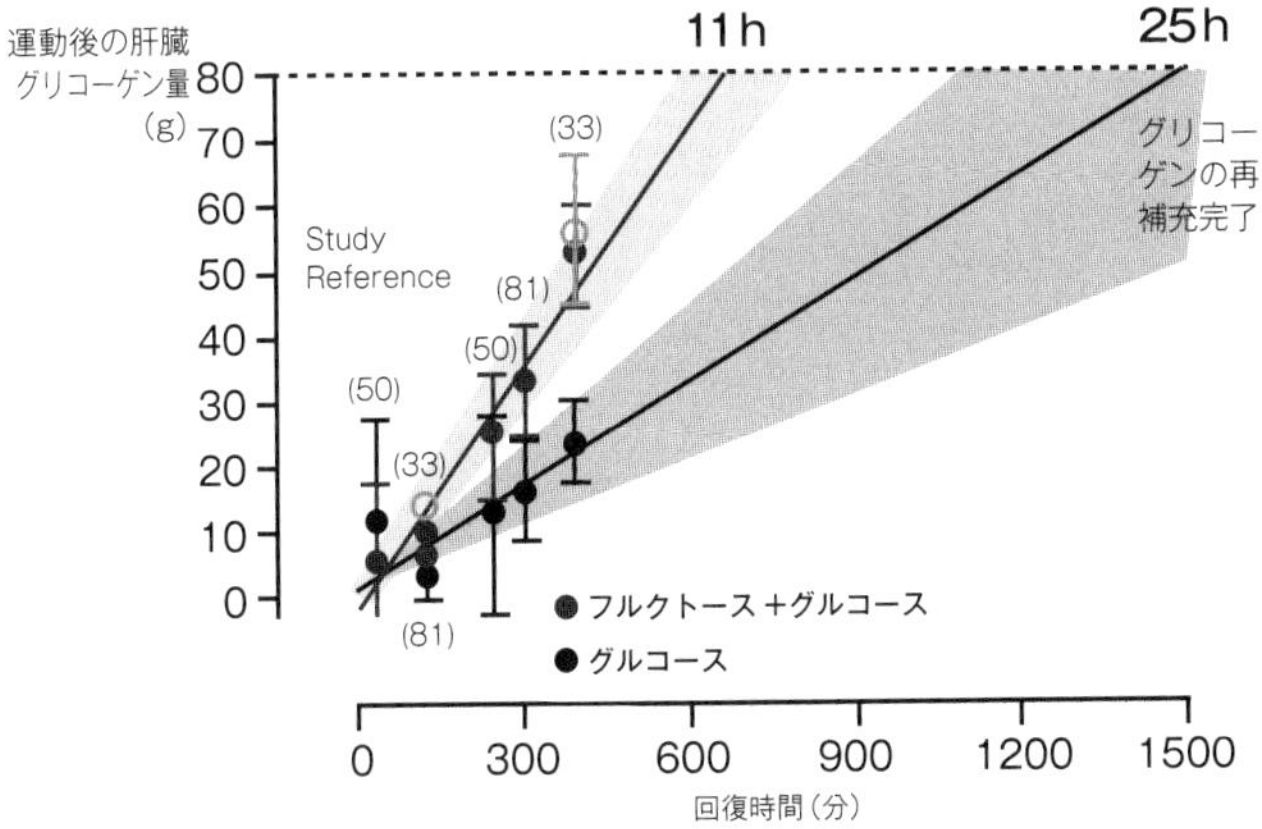

（*Proc Nutr Soc. 2019 May;78(2):246-256*）

グリコーゲンの再補充は、グルコースを摂取することで約25時間後に回復。しかし、ハチミツのような「フルクトース+グルコース」のコンビネーションだと約11時間でグルコーゲンの再補充が完了。２倍以上の速さでグリコーゲンを補充する。

[図14] フルクトースおよびグルコースからの グリコーゲン合成経路

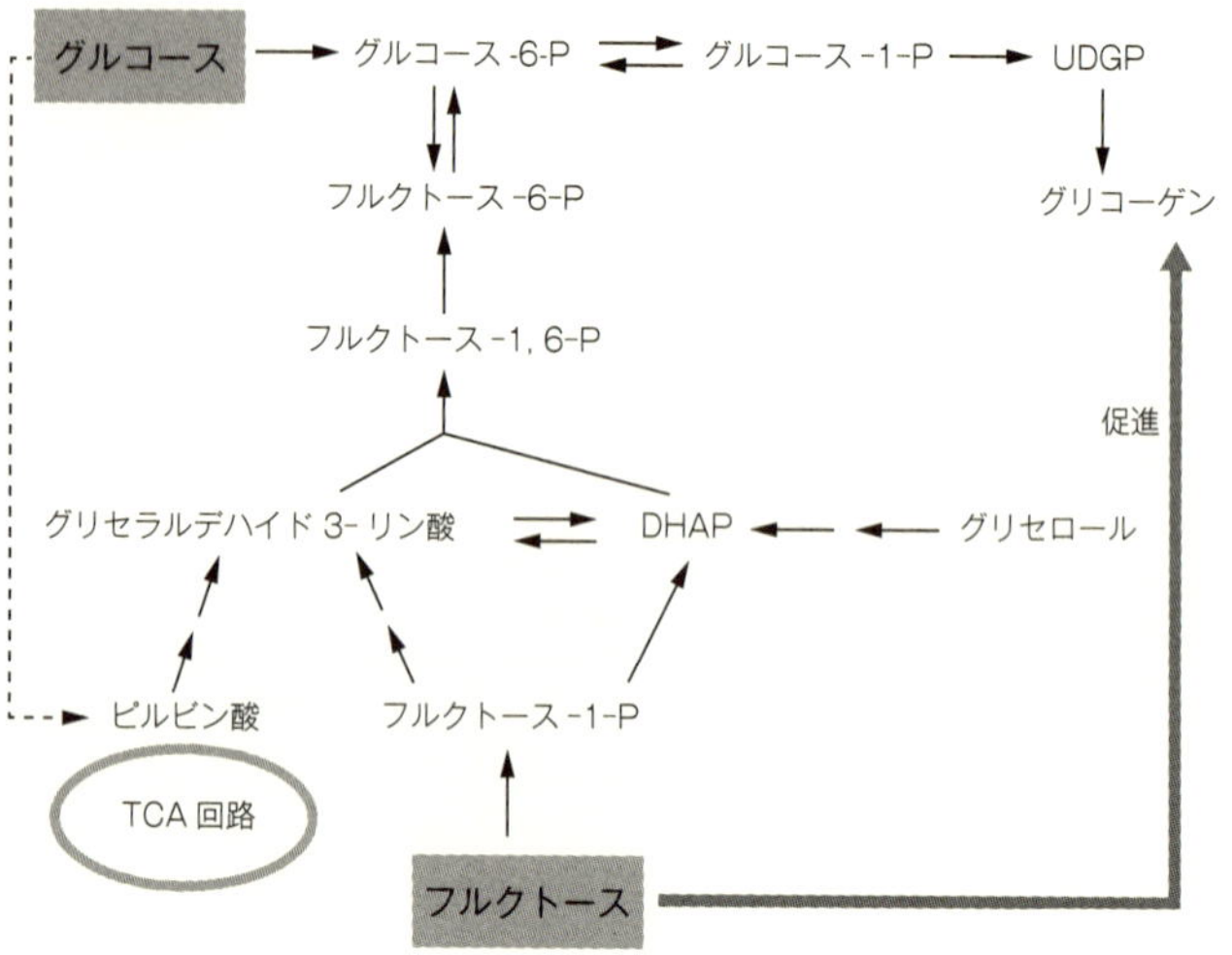

UDPG :Uridine diphosphate glucose(ウリジン二リン酸グルコース)
DHAP : dihydroxyacetone phosphate(ダイハイドロキシアセトン-リン酸)

グリコーゲンの合成経路。フルクトースおよびグルコースのいずれからもグリコーゲンは合成される。なお、フルクトースはグリコーゲン合成酵素を活性化するため、グリコーゲン合成作用が高い。

このようにフルクトースはグリコーゲンの合成・分解という生命を維持するのに必須の働きを改善させる作用を持っているのです。

ちなみに、筋肉のグリコーゲン量が、少ない状態から再び充足するまで、四六時間つまり二日間は必要になります[122]。ただし、これは炭水化物を比較的しっかり摂取しての話です。筋トレで同じところを鍛えるのは、最低でも二日間は休ませてあげないといけないのは、グリコーゲンの再補充期間がこれだけかかるからです。もし糖質制限やケトン食などの極端な低炭水化物食をしているなら、筋肉の回復にはこの何倍もかかるのです。

7 フルクトースが乳酸に変換される理由

私がフルクトースの利用経路で長年、最大の疑問だったのは、少なからず乳酸にも変換されることでした。

乳酸は拙著『ガンは安心させてあげなさい』『慢性病は現代食から』等でも詳述したように、典型的な「シックネス・サブスタンス(病気の場を作る物質)」です。乳酸は糖のエネルギー代謝をストップし、細胞内に還元ストレスを与えます[123][124][125][126]。さらに、乳酸は

［図15］コリ回路（The Cori cycle）

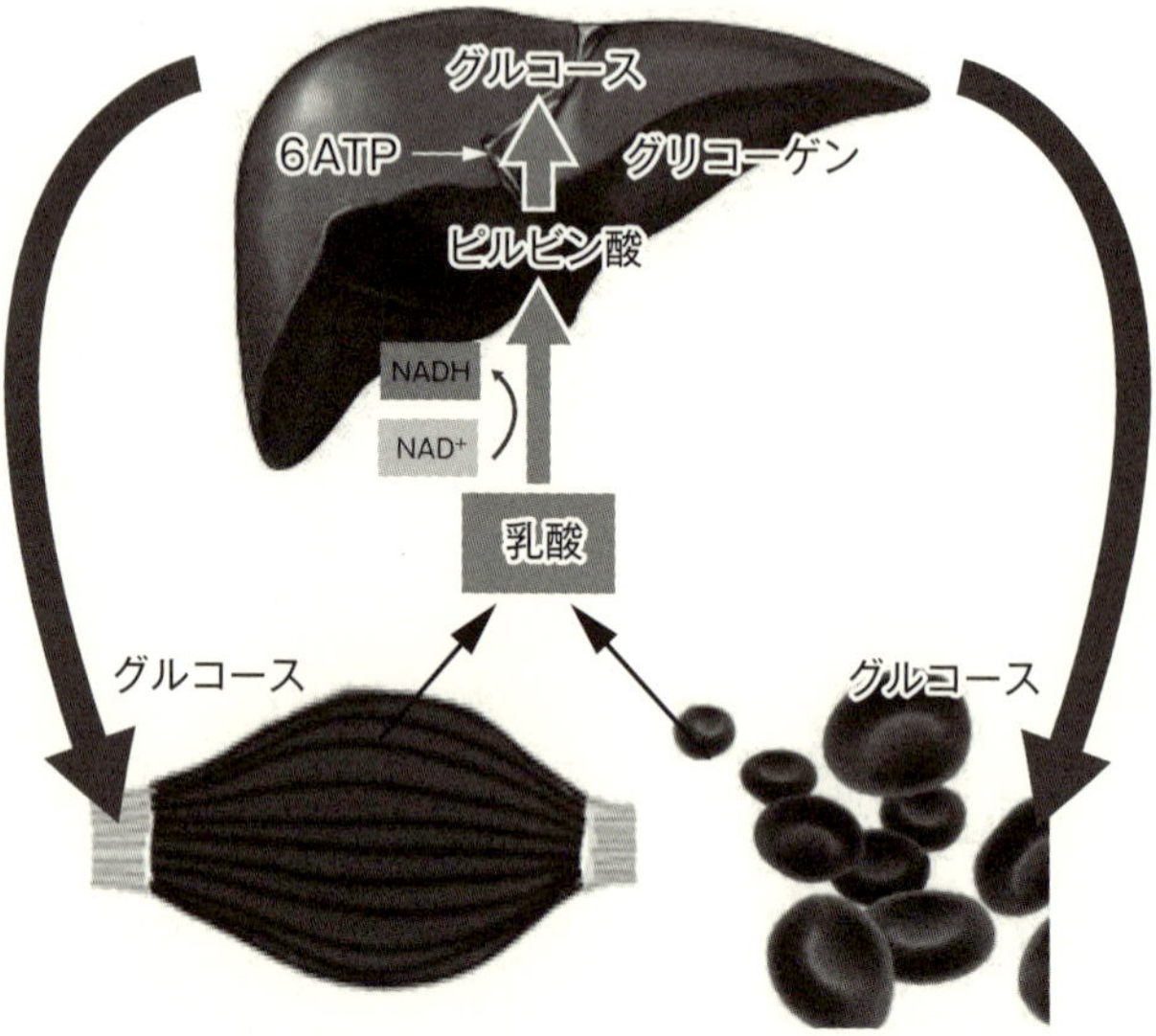

筋肉や赤血球などの組織で産生された乳酸は、肝臓で処理される。肝臓では、乳酸からエネルギーとNAD^+を投入して、グルコース（ブドウ糖）あるいはグリコーゲン（糖の貯蔵体）に変換する。そして、肝臓から放出されたグルコースを再び筋肉などの末梢の組織が利用する。これをコリ回路（Cori cycle）という。

[図16] 逆コリ回路（The reverse Cori cycle)

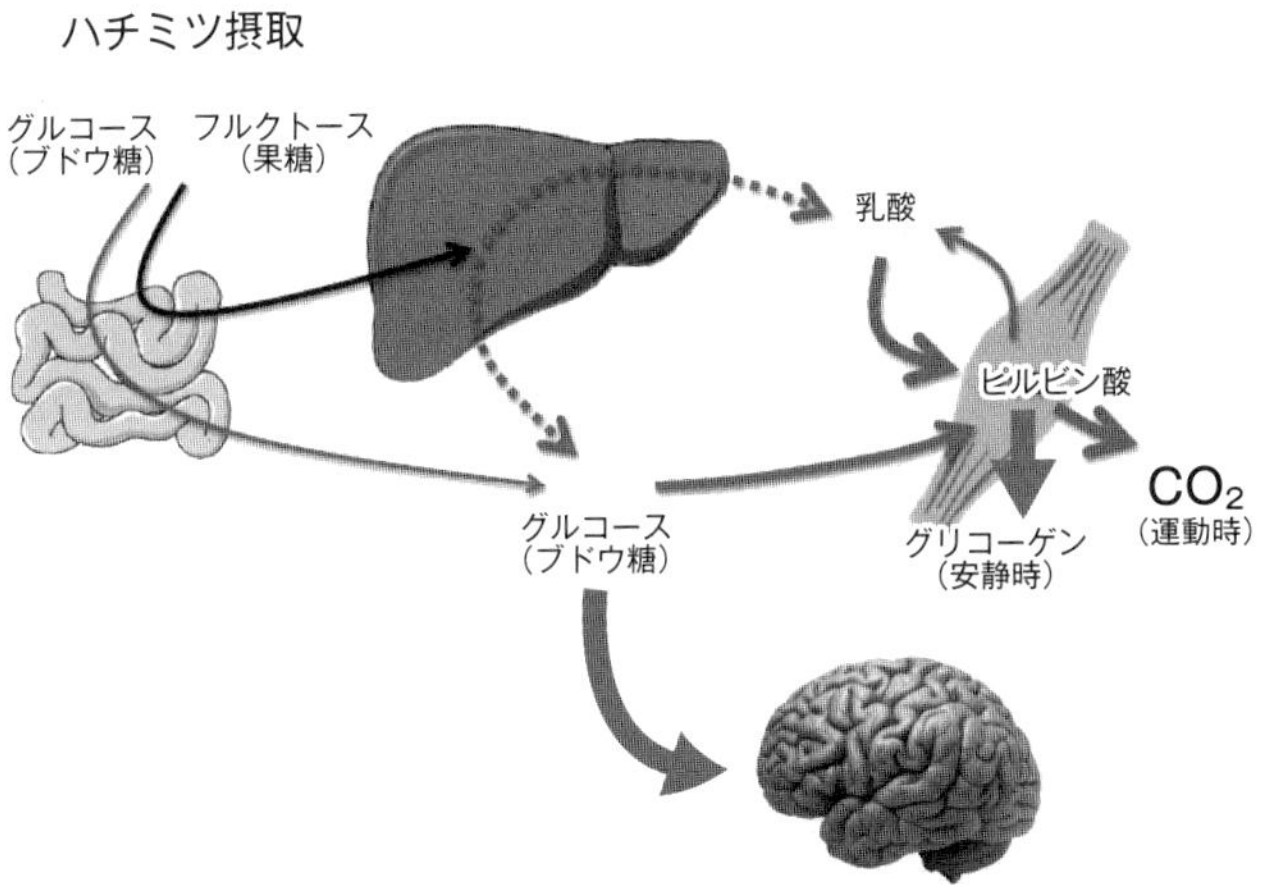

安静時には、フルクトース（果糖）は、肝臓でグルコース（ブドウ糖）と乳酸に変換される。肝臓で産生された乳酸は濃度勾配に従って血液中に放出されて、筋肉で主にグリコーゲンとなってストックされる。これを逆コリ回路(The reverse Cori cycle)と呼ぶ。一方、運動時には、乳酸はエネルギー源として使用される。運動で筋肉からも乳酸が発生するが、この一部は再び筋肉に取り込まれて、筋肉内グリコーゲンやエネルギー源となる。

脳にとって神経毒（神経細胞のＮＭＤＡ受容体を刺激して、細胞内カルシウム流入を促す）になり、ガンにとっては転移を促す物質です[127][128][129][130]。

このような物質をなぜ、フルクトースのような典型的な「ヘルスィネス・サブスタンス（健康の場を創る物質）」が生みだすのでしょうか？

乳酸は毒性物質ですから、主として肝臓で代謝されます。例えば、運動をすると疲れますが、その時筋肉には乳酸が蓄積しています。この乳酸は濃度勾配に従って、筋肉から血液中に出て、肝臓に運ばれます。これを「コリ回路（Cori cycle）」といい、肝臓に運ばれた乳酸はエネルギーを使って、グルコース（糖）かグリコーゲンに変換されます。

しかし、最近になって、その逆の回路、つまり肝臓で産生された乳酸を筋肉で処理する回路があることが発見されています[131]。安静時にハチミツを摂取すると、そのうちのフルクトース（果糖）は、肝臓でグルコース（ブドウ糖）と乳酸に変換されます。肝臓で産生された乳酸は濃度勾配に従って血液中に放出されて、筋肉で主にグリコーゲンとなります。これを逆コリ回路（The reverse Cori cycle）と呼んでいます。運動で筋肉からも乳酸が発生しますが、この一部は再び筋肉に取り込まれて、エネルギー源や筋肉内グリコーゲンとなります。

筋肉でフルクトースが変換されたグルコース1分子からは、筋肉内で代謝されて27・5ATPが産生されるのに対して、フルクトースから変換された乳酸2分子からは、25・5ATP産生されます。筋肉内では、グルコース1分子から産生されるエネルギーは、乳酸1分子の二倍以上もあるということになります。筋肉にとっては、グルコースをエネルギー源にした方が有利です。

乳酸はこのように筋肉内でエネルギー源となり得るものの、それよりもむしろ筋肉内でグリコーゲンに変換される割合が高いということが分かってきました。肝臓で産生されて筋肉に取り込まれる乳酸のうち、エネルギー源となるのは最大でも二〇パーセントが上限で、八〇パーセント以上はグリコーゲンに変換されるのです[132]。フルクトースから産生される乳酸の量が増えるほど、筋肉内でのグリコーゲン量が増加します[133]。

筋肉内のグリコーゲンの量は、筋肉にとっては死活問題です。前述したように筋肉では貯蔵グリコーゲン量が減少すると、それがシグナルとなって筋肉の収縮が起こらなくなるからです[134][135]。したがって、筋肉は安静時にしっかりとグリコーゲンを備蓄しなければなりません。運動時の筋肉がスムーズに働くために、ハニー・フルクトースは肝臓などで乳酸に変換されたのちに、逆コリ回路で筋肉のグリコーゲンとなるのです。

一方、運動時には乳酸の九〇パーセント近くは筋肉のエネルギー源となります[136]。このように安静時か運動時か（つまりエネルギー代謝率）によって、筋肉での乳酸の利用法が変わるのです。

いずれにせよ、ハニーフルクトースからの乳酸は、筋肉の働きにおいて非常に重要な物質になっているのです。そして、筋肉で乳酸が利用できるということは、グルコースをスペアすることで、糖依存組織の脳、赤血球や性腺組織を守ることを可能にします。

問題は、過剰、あるいは病気の場での乳酸の産生です。フルクトース+グルコースの投与と水だけの投与のグループに分け、それぞれ運動後の乳酸値を比較した臨床実験があります[137]。この実験結果からは、なんと運動後の血液中の乳酸値は両グループともほぼ同じでした。つまり、ハチミツのようなフルクトース+グルコースの投与は、運動後の血液中の乳酸上昇にはほとんど寄与していないのです。

ハニー・フルクトースの摂取による乳酸上昇というのも、運動などの低酸素状態での筋肉での過剰な乳酸産生量とは比較にならないということです。また、ハチミツ（フルクトース+グルコース）や運動では、肝臓においてのフルクトースから乳酸への変換率にほとんど影響を与えないことも明らかにされています[138]。つまり、ハチミツの摂取によって過剰に肝臓で乳酸が産生されることはないということです。

運動後や慢性病の病態で産生される大量の乳酸量と、ハニー・フルクトースから産生される乳酸量は比較になりません。そして、内臓器官でハニー・フルクトースから変換される乳酸は、安静時には筋肉のグリコーゲンとなり、運動時には即エネルギーとして利用されるのです。そして、フルクトースからグルコースにも変換されますが、筋肉が乳酸を使用することで、最重要のエネルギー源であるグルコースをスペアすることができます。これでようやくフルクトースの乳酸産生の意義が明確になったと思います。

8 ハチミツはグルコース、フルクトース単独より効率よくエネルギー産生

さらに、グルコースとフルクトースのコンビネーションは、グルコース、フルクトース単独よりも糖のエネルギー代謝を高めます。それぞれ一〇〇gのフルクトース、グルコースの単独摂取を、グルコース+フルクトースのコンビネーションのエネルギー効率とを調べた臨床実験があります[139]。

この実験では、フルクトース、グルコースのそれぞれ単独摂取では、それぞれ四三・八パーセント、四八・一パーセントのエネルギー効率でした。ただし、臨床実験によっては、フルクトースの方がエネルギー効率が高い結果が出たものもあります[140]。エネルギー効率とは、投与された糖の量のうちの何パーセントがエネルギーに変わったか（酸化されたか）を示しています。一方のグルコース+フルクトースのコンビネーションの摂取では、七三・六パーセントのエネルギー効率でした。

つまり、糖質はフルクトース、グルコースを単独で摂取するより、ハチミツのようにコンビネーションで摂取した方がエネルギー効率が高いのです。

そしてハチミツに含まれるグルコースやフルクトースは、脂肪のエネルギー代謝（慢性病の代謝）をストップさせます。具体的には、脂肪の燃焼を促進するペルオキシソーム増殖因子活性化受容体α（peroxisome proliferator activated receptor α（PPARα））をブロックし、ミトコンドリアに遊離脂肪酸（現代人はプーファという）が流入するのを防ぎます[141][142]。これは『糖尿病は砂糖で治す』でも詳述した「ランドル効果」に相当します（エネルギー源として糖を使用すれば、脂肪は使用できない。脂肪を使用すれば、糖は使用できない）。

[図17] エネルギーおよびCO_2産生の効率

呼吸商（RQ：respiratory quotient）
呼吸ガス交換比（RER：respiratory exchange ratio）

排出された二酸化炭素モル数を吸引した酸素モル数で割った値
（エネルギーおよび CO_2 産生の効率）

▶ 糖を燃焼した場合

$$6\,O_2 + C_6H_{12}O_6 \rightarrow 6\,CO_2 + 6\,H_2O + 38\,ATP$$

$$RER = \frac{VCO_2}{VO_2} = \frac{16\,CO_2}{16\,O_2} = 1.0$$

▶ 脂肪（脂肪酸）を燃焼した場合

$$23\,O_2 + C_{16}H_{32}O_2 \rightarrow 16\,CO_2 + 16\,H_2O + 129\,ATP$$

$$RER = \frac{VCO_2}{VO_2} = \frac{16\,CO_2}{23\,O_2} = 0.7$$

グルコースあるいはフルクトースをエネルギー源とした場合、エネルギー効率（呼吸ガス交換比）は、1.0。一方の脂肪（脂肪酸）の場合は、0.7とエネルギー効率は低下する。エネルギーと二酸化炭素は、細胞の成長・分化に必須の物質である。

グルコースやフルクトースをエネルギーの燃焼として使用することで、ミトコンドリアのエネルギー源として効率が悪い脂肪（遊離脂肪酸）を使わなくて済みます。脂肪をエネルギー源としようとすると、複雑な酵素反応が必要となります。グリコーゲンから糖を利用した方が、脂肪をエネルギー源して利用するより二倍以上も速くエネルギー源となります[143][144]。運動時のように早くエネルギーが欲しいという緊急事態には、脂肪はエネルギー源としては向いていないのです。

さらに脂肪をエネルギー源として使用した場合は、糖よりも消費酸素量が一〇パーセントも多く必要になります[145]。その結果、低酸素状態では不利であるだけでなく、消費酸素あたりのエネルギー産生量および二酸化炭素産生量が糖よりも低下します。

それだけでなく、脂肪をエネルギーにした場合は過剰の活性酸素を発生させることで、プーファの自動酸化を促して「病気の場」を作ってしまいます。

グルコースとフルクトースのコンビネーションは、脂肪がエネルギー源となることを防ぐことでエネルギー効率を高めて「健康の場」を創るのです。

9 運動時にはハチミツが単糖類よりも有利！

運動時に、グルコース単独投与では、私たちの利用率（消化・吸収・代謝）には限界があります。約一g／min が最大量といわれています[146]。この量でも、中等度の身体活動に必要とされる全体の糖質のエネルギー代謝（total carbohydrate oxidation）の四四パーセントにしか到達しません。これでは、運動ピーク時に必要とされる全体の糖のエネルギー代謝の六〇パーセントには不十分です[147]。つまり、最大のパフォーマンスをグルコース摂取だけで得られないということです。グルコース単独の摂取では、筋肉の収縮を決定する筋肉内のグリコーゲン量補充にも間に合いません[148]。

このグルコースの最大利用率（一g／min）以上に摂取した場合はどうなるのでしょうか？ その場合は、小腸にグルコースが過剰に蓄積し、胃腸障害（腹部膨満、嘔気、下痢など）が出現します。

それでは、フルクトース単独の投与はどうでしょうか？ この場合もやはり、フルクトース単独摂取よりもハチミツのようなグルコースとフルクトースのコンビネーションの方が、エネルギー効率が高いことが分かっています[149]。また、フルクトースを単独で二五gから五〇gへと倍増すると、フルクトース吸収不全（fructose malabsorption, intolerance）の割合が二〇パーセントから六〇パーセントへと増えるという報告からも、グルコースと同じように消化・吸収などに上限があることが分かります。

フルクトース吸収不全も、グルコースと同じように腹部症状を引き起こします。小腸内で吸収できないフルクトースによって、小腸細胞内の水分が余剰のフルクトースが存在している腸管内に引き込まれるため、小腸が膨張して痛み（腹痛）と過剰な刺激による下痢を発生させます[150]。また消化されなかったフルクトースは、大腸の腸内細菌のエサとなってメタンなどのガスを発生させます[151]。

それではハチミツのように、グルコースとフルクトースのコンビネーションではどうでしょうか？　小腸からのフルクトースの吸収をアップさせることで、フルクトース吸収不全による胃腸障害を防ぎます[152][153][154]。これは、ハチミツに含まれるグルコースが、小腸においてフルクトースの運搬体を増やす作用によることが分かっています[155]。

このコンビネーションによるフルクトースの最大吸収率は、グルコースとフルクトースの割合が1：1の時に最大でした[156][157]。ハチミツ、ショ糖、フルーツなどのグルコースとフルクトースの割合が1：1に近いのも、フルクトースの作用を最大限に利用するための自然の方程式だったのです。

さて、グルコース単独の場合の最大利用率は一g／min程度でした、これをグルコースとフルクトースのコンビネーションにすると、一〜七g／minまでアップすることができます。そして糖のエネルギー代謝率も七〇パーセントまでアップするのです[158]。

それに伴って、持久力が必要な運動において、グルコースとフルクトースのコンビネーションの摂取は、グルコース単独よりも、一〜九パーセントよりパフォーマンスが高まります[159]。グルコースとフルクトースのコンビネーションの摂取の方が、肺活量も高まり、かつ疲労感がより低下することも報告されています[160][161]。

10 ハニー・フルクトースはリポリシスを防ぐ!

フルクトースの細胞内利用については、図5に示したように全体量の1パーセント以下しか中性脂肪になりません。しかし、このことは実はとても重要な意味を持っています。フルクトースを健康人および肝硬変の人に注射した臨床実験があります[162]。この実験では、フルクトースを投与した両グループともに血液中の遊離脂肪酸が低下しました。これは、フルクトースが脂肪細胞内で遊離脂肪酸を中性脂肪に変化させたからです(再エステル化)。また脂肪組織以外の細胞でも、血液中の遊離脂肪酸を取り込ませて、中性脂肪に変化させることも分かっています。

いずれにせよ、血液中から猛毒の遊離脂肪酸(現代人はプーファという)を除去するのに、フルクトースは貢献しているということです。フルクトースが中性脂肪を作る能力がある から悪いのではなく、遊離脂肪酸という毒性物質を回収して中性脂肪にする大切な役割を担っているのです。

中性脂肪がストレスなどによって、脂肪酸が遊離する状態（＝血液中に遊離脂肪酸を放出する）を「リポリシス（脂肪分解）」といいます（リポリシスから全身の炎症が引き起こされて慢性病になるメカニズムは、拙著『病はリポリシスから』『慢性病は現代食から』に詳述しています）。フルクトースはこのリポリシスを抑える重要な作用を持っているということです。

この臨床実験では、インシュリン抵抗性（グルコースが細胞内に入りにくい＝細胞内低血糖）の認められる肝硬変の人では、フルクトースがより酸化されてエネルギーに変換されることも分かっています。このことから、グルコースがうまく使えない場合でも、フルクトースはその代役として糖のエネルギー代謝を高めてくれることが分かります。

11 フルクトースはグリセミック・インデックス（GI値）を低下させるが……

みなさんは、血糖値が急に上昇することは悪いことだと思っておられないでしょうか？

あるいはある食品のインシュリンの反応性が高い（インシュリンが急激に出る）こともよくないことだと習いませんでしたか？

ある食品を食べたときの血糖値の上がりやすさをグリセミック指数（glycemic index〈GI〉）といいます。そして、ある食品を食べたときのインシュリン値の上がりやすさをグリセミック反応（glycemic response〈GR〉）といいます。

このグリセミック指数（GI）、グリセミック反応（GR）のいずれも高いことが糖尿病や心臓血管病の原因になるということが、過去の研究論文でも発表されています[163]。

しかし、よく考えてみましょう。グリセミック指数（GI）、グリセミック反応（GR）というのは、あくまでも食品を摂食した場合の私たちの生体内反応です。つまり、同じ食品でも私たちの個々人の体側の条件（特にプーファの多寡）によってグリセミック指数（GI）、グリセミック反応（GR）は変化します。

絶対値ではないところに留意しましょう（測定する母集団によって変化する）。

さらに、このグリセミック指数（GI）、グリセミック反応（GR）の値は、短期の影響（空腹感）や長期の影響（糖尿病、体重増加、心臓血管疾患）のいずれとも関係が薄いことがようやく明らかにされました[164]。また、グリセミック指数（GI）が低い食品が血糖値や血液中の脂質の値を低下させるという確たるエビデンスはないことも報告されています[165]。

血糖値が低下するのは、私がいつもお伝えしている生命体の最大の危機&ストレスです。それに対して、より速やかに血糖値をあげることが命を救うことになります。『糖尿病は〝砂糖〟で治す』にも詳述しましたが、糖は最大の抗ストレス物質です。

つまり、グリセミック指数（GI）が高いほど、消化がよくて血糖値を速やかに回復させてくれるということです。そして、それに対して細胞内に速く糖を補給するために、インシュリンが出ます。このインシュリンの反応（膵臓からの分泌）が速やかなほど、細胞内に速く糖を補給することができるのです。グリセミック反応（GR）が高いほど、細胞の糖のエネルギー代謝を速やかに回復してくれるのです。

グリセミック指数（GI）が低い食品（穀物、食物繊維）は、一般に消化が悪く、抗栄養素といわれる栄養の吸収をブロックする物質や毒性物質を含んでいます。そして、消化が悪いというのはダイレクトに糖尿病やガンなどの慢性病につながります（『慢性病は現代食から（続・免疫革命）』に詳述）。

ハチミツのグリセミック指数（GI）は60前後（ブドウ糖を一〇〇とした場合）です。

これは、ハチミツのフルクトースのグリセミック指数（ＧＩ）が低い（ＧＩ＝19）からです[166][167]。また、フルクトースは、グルコースをゆっくりと小腸から吸収させる作用があるからです[168][169][170]。

ハチミツは、たしかにこのハニー・フルクトースのために穀物やポテトよりも血糖値を上げるスピードは低いですが、このグリセミック指数（ＧＩ）に意味はありません。

ハチミツの良いところは、グリセミック指数（ＧＩ）、グリセミック反応（ＧＲ）の値にあるのではありません。それでは、なぜハチミツで糖尿病が治るのでしょうか？

12 なぜハチミツで糖尿病が治るのか？

糖尿病の治療にハチミツが有効であることは、歴史的に知られています。近年での動物実験や臨床実験（人体実験）でも、ハチミツの糖尿病への効果は確認されています[171][172][173][174][175][176][177]。

そしてフルクトース単独でも、糖尿病に有効であることがすでに分かっています。フルクトースによって健康人と糖尿病の人のいずれでも血糖値、インシュリン値などが低下します[178][179][180]。

フルクトースは糖（グルコース）のエネルギー代謝を用量依存性に高めます[181]。フルクトースの量が増えるほど、グルコースのミトコンドリアでのエネルギー代謝が高まるのです。

これは、フルクトースが細胞のグルコースの取り込みを促進させることと、グルコースのエネルギー代謝で重要な酵素であるピルビン酸脱水素酵素（ＰＤＨ）を活性化する作用によります。

さらにフルクトースは、肝臓での糖の取り込みを促進することで血糖値を低下させる効果を発揮します。具体的には前述したピルビン酸脱水素酵素（ＰＤＨ）だけでなく、グルコース－６－フォスフェイト脱水素酵素（glucose6-phosphate dehydrogenase）、アルドース（aldolase B,）、フォスフォフルクトカイネース（phosphofructokinase）、グリコーゲン合成酵素（glycogen synthase）など、グルコースのエネルギー代謝を進める酵素群を活性化します[182][183][184][185][186][187]。

ショ糖の場合は、グルコースとフルクトースが結合した二糖類（disaccharide）の形で存在していますので、単糖に分離するには酵素反応を必要とします。具体的には、スク

[図18] フルクトースは糖のエネルギー代謝を高める

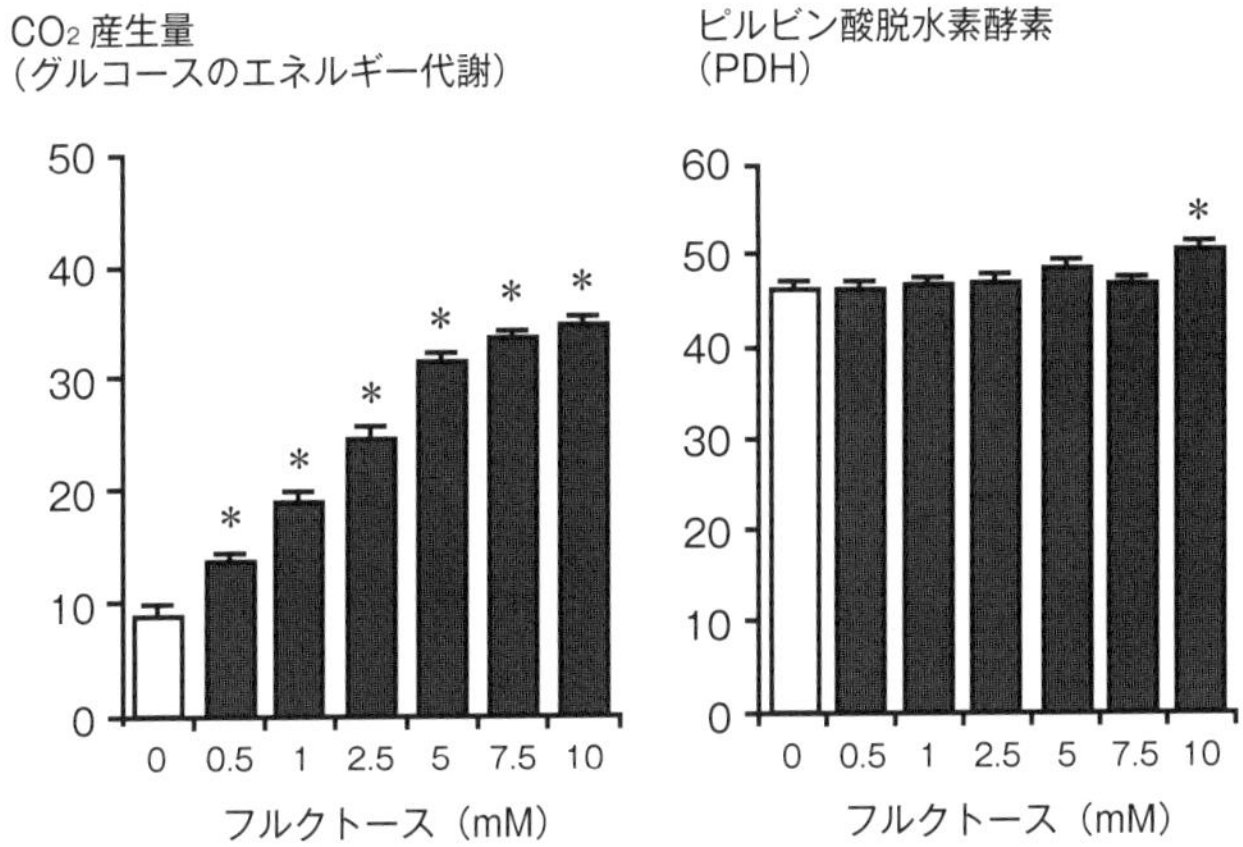

（*Metabolites 2015, 5, 364-385*）

糖のエネルギー代謝の重要産物である二酸化炭素（CO_2）がフルクトースの量と比例して産生されている。フルクトースは、用量依存性に糖（グルコース）のエネルギー代謝を高める。特にフルクトースは、糖のエネルギー代謝で重要な関門であるピルビン酸脱水素酵素（PDH）を活性化する（10mMで有意に活性化している）。

レース（sucrase）という酵素が必要になります。

一方のハチミツにはすでにグルコース（ブドウ糖）、フルクトース（果糖）が分離して存在していますので、ショ糖と比較して単糖類にするエネルギー（酵素）を節約できるというアドバンテージがあります。

実際に、ハチミツはブドウ糖（グルコース、デキストロース）やショ糖（グルコースとフルクトースが結合したもの）よりも血糖降下作用が強いのです[188][189][190]。

ハチミツを摂取（七五g）すると、実際に血液中のフルクトース濃度が高くなります[191]。ハチミツの血糖降下作用は、グルコースとフルクトースの割合ではなく、フルクトース量に依存していることが分かっています[192]。したがって、ハチミツのフルクトース量が血糖降下作用において最も重要になります。

さらに、Ⅱ型糖尿病の特徴には、高血糖値以外にも「インシュリン抵抗性」があります。インシュリンは糖（グルコース）を細胞内に取り込む作用をします。インシュリン抵抗性とは、そのインシュリンの機能がブロックされている状態、つまり糖が細胞内に入らないために、血液中の糖濃度（血糖値）が高くなる状態をさします。

このインシュリン抵抗性があるⅡ型糖尿病や肥満の人でも、フルクトースはグルコースの代わりに容易にエネルギー源となります[193]。それによって、脂肪がエネルギー源になるのを防ぎます。

他の炭水化物のカロリーと同じカロリーをフルクトースに置き換えて投与した臨床実験では、糖尿病の血糖コントロールも改善しています[194]。カロリーオーバーにならない限りは、糖のエネルギー代謝が回っていない状態（糖尿病など）でさえ、フルクトースによっ

[図19] 肝臓内でのグルコース（ブドウ糖）フルクトース（果糖）の代謝

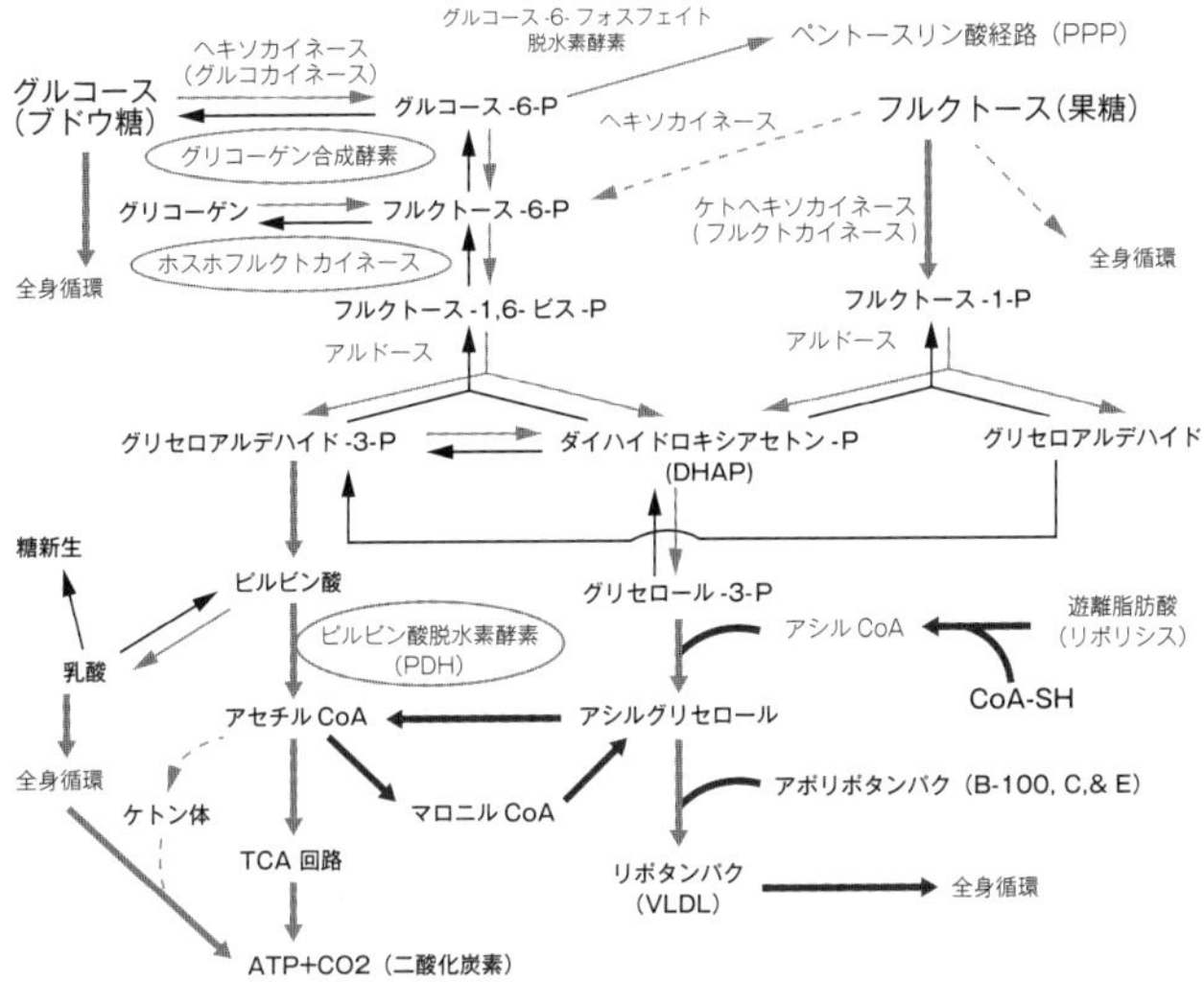

フルクトースは、糖（グルコース）の代謝を促進する酵素群（グルコース-6-フォスフェイト脱水素酵素（glucose6-phosphate dehydrogenase）、アルドース（aldolase B,）、フォスフォフルクトカイネース（phosphofructokinase）、グリコーゲン合成酵素（glycogen synthase））ピルビン酸脱水素酵素（PDH）を活性化する

て血糖コントロールが良くなるのです[195]。これは、フルクトースがプーファ（糖尿病の直接の原因）の作用をブロックしていることを間接的に証明していることに他なりません。

具体的には、プーファが細胞内にグルコースが入るところ（あるいはミトコンドリアの糖のエネルギー代謝）をブロックしていますが、フルクトースはこれを解除して細胞内にグルコースを取り込ませて、ミトコンドリアでの糖のエネルギー代謝を高めているのです。

また体内に炎症が起こると、脂肪細胞からレプチン（leptin）というホルモン物質が放出されます。このレプチンはインシュリン抵抗性を引き起こします[196]。ハチミツはこの脂肪細胞から放出されるレプチンをショ糖よりも低下させる作用を持っています[197]。このハチミツのレプチン低下作用も、フルクトースによる作用であることが分かっています[198][199]。

さらにフルクトース以外にも、ハチミツに含まれる揮発性有機酸（volatile organic acids）がインシュリン抵抗性を低下させる（＝インシュリン感受性を高める）ことで、血糖降下作用を発揮することが分かっています[200]。つまり、ハチミツはⅡ型糖尿病の特徴であるインシュリン抵抗性を改善させる作用があるのです。

13 ハチミツで痩せる！──「ハニー・ダイエット」

みなさんには、〝甘い〟ものを摂取すると太るという刷り込みはないでしょうか？

これは自然の甘さを持つハチミツには当てはまりません。動物実験では、ラットにハチミツを与えると食事量が減り、体重増加を抑えられることが報告されています[201][202][203]。臨床実験でもハチミツの体重減少効果は確かめられています[204]。

フルクトースでも、同じ体重減少が動物実験および臨床実験のいずれでも認められています[205][206][207][208]。

ハチミツは過剰な食欲を抑える作用があります。具体的には、ハチミツはショ糖よりも食後の食欲を促進させるグレリン（ghrelin）というホルモンの反応を低下させ、食欲を抑制させるペプタイドYY（Peptide YY（PYY））の反応を高めます[209]。同じ作用をフルクトースが持っていることが分かっています[210]。

ちなみにフルクトースを含むフルーツにもダイエット効果が認められています。フルクトース量が多い（五〇～七〇g／日）方が少ない方（二〇g／日以下）よりも、著明に体重減少効果をもたらしています[211]。

　以上から、ハチミツのダイエット効果も、やはりフルクトースによるものということが分かります。

14　なぜハチミツが二日酔いに効くのか？

　米国の小児内分泌科医のロバート・ラスティグ（Robert H. Lustig）は、フルクトースはアルコールと同様に肝臓毒だと主張しています。「フルクトースはもっぱら肝臓で代謝される」というのが彼の主張ですが、これをもって「フルクトースとアルコールは同じ肝臓毒だ」というのです[212]。

　これがまず基本的に間違いであるのは、前述したように、まずフルクトースはまず肝臓ではなく小腸で代謝されるという点です。さらにハチミツはアルコール中毒に効果があることが報告されています[213]。

　アルコールを代謝する酵素には、アルコール脱水素酵素（alcohol dehydrogenase〈ＡＤＨ〉）、アルデヒド脱水素酵素（aldehyde dehydrogenase〈ＡＬＤＨ〉）があります。こ

[図20] ハニー・フルクトースはアルコールをデトックスする

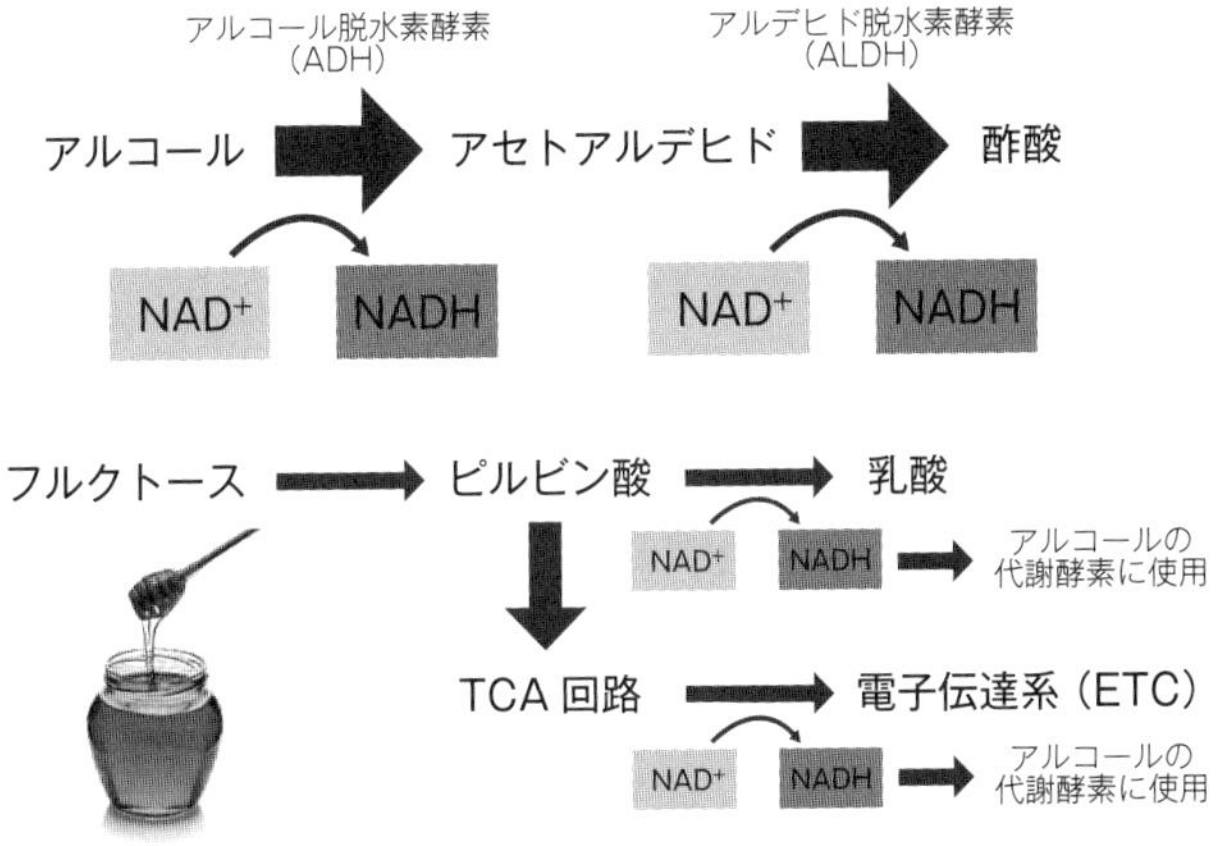

アルコールはNAD+が消費されてNADHが蓄積すると代謝がストップする。このNAD+をフルクトースは解糖系、電子伝達系のいずれに入っても、供給することができるため、アルコールの代謝が進む。

の二つの酵素が正常に働かないと、アセトアルデヒドというアルデヒド（タンパク質など細胞構造を変性させる）が蓄積するために、いわゆる二日酔いを経験することになります。

この二つの酵素が機能するためには、NAD^+（oxidized nicotinamide adenine dinucleotide〈酸化型ニコチンアミドアデニンジヌクレオチド〉）が必要になります。NAD^+は使用されたのちは、還元型のNADH（還元型ニコチンアミドアデニンジヌクレオチド）になります。

ハニ・フルクトースが代謝されて解糖系で乳酸になるか、あるいはTCA回路から電子伝達系（ETC）に入ると、還元型のNADHは酸化型のNAD^+に変換されます。つまり、フルクトースによって、酸化型のNAD^+が増加します。一方、アルコールの代謝には酸化型のNAD^+が必要なため、それを供給できるハチミツ（ハニー・フルクトース）がアルコール中毒に効果があるのです。

実際にこの研究で使用したハチミツの中では、最もフルクトース／グルコース比が高い（フルクトース含有量が多い）もの（Ziziphus jujuba honey）がアルコールの血液中からの除去率が最大でした。ハニー・フルクトースは肝臓毒ではないどころか、正真正銘の肝臓毒であるアルコールを除去する作用を持っているのです。

第3章
ハチミツにまつわる迷信

1　ハニーフルクトースは中性脂肪を増やす?

ハチミツに含まれるフルクトースが中性脂肪を増やす、ということがいわれてきました。しかし、これらの実験の大半は、日常ではありえない摂取量を与えた動物実験や臨床試験に基づくものばかりであり、実験デザイン、実験対象の設定自体がおかしいことが詳細に指摘されています[214]。

実際、過体重や肥満の人を対象にした実験でも、日常レベルの果糖摂取では、中性脂肪の増加は認められません[215]。前述したように、ハチミツのフルクトースが中性脂肪に変換されるのは、エネルギーのロスであり、超マイナー経路なのです。

実験デザインの比較的優れている臨床試験（クロスオーバー／ランダム化試験）に、健康な一〇代の男女各一二人にフルクトースの効果を調べたものがあります。この試験では、通常の食事摂取カロリーに設定してあり、炭水化物摂取をフルクトースに置き換えています。

[図21] フルクトース（果糖）と中性脂肪の関係

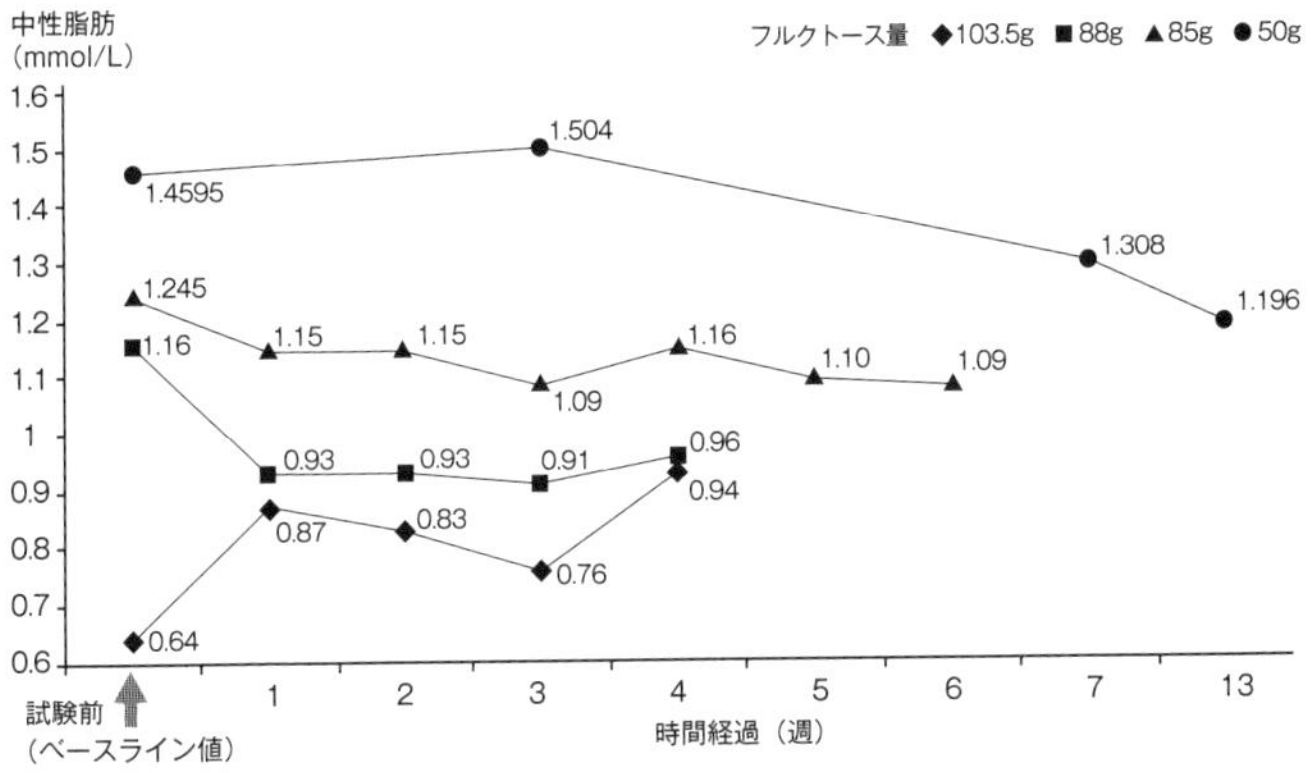

（*Crit Rev Food Sci Nutr. 2010 Jan;50(1):53-84*　より）

長期の臨床試験では、フルクトース摂取量によって、臨床試験前の中性脂肪が高くなることはない。フルクトース摂取量が103.5g/日の臨床試験では、中性脂肪が経過とともに高くなっているように見える。しかし、試験前のベースラインの中性脂肪値が過度に低いため、この試験は不適切とみなされている

フルクトースが、男性では少ない人では四〇g／日、多い人では一三六g／日を摂取しています。女性では少ない人では三六g／日、多い人では一三三g／日を摂取していました[216]。

さて、その結果はどうだったのでしょうか？　フルクトースの摂取量が増えても血液中の中性脂肪は増加しませんでした。

これと同様の実験デザインの良いとされている健康人を対象とした臨床試験でも同じ

く、食事中のフルクトース量が多い（八〇g）グループでも中性脂肪は増加しませんでした[217]。中性脂肪が増加したというのは、一過性の上昇がせいぜいで、長い経過を見ていくと有意な変化がありません。

フルクトースを糖質として、一日消費カロリーの三〇パーセントという高用量を四日間投与した臨床実験があります[218]。この臨床実験では、運動しなかった場合には肝臓での中性脂肪合成（脂肪新生、de novo lipogenesis〈DNL〉）が認められたものの、運動している場合（三〇分の自転車こぎ二回／日）は認められませんでした。

このように過剰の高フルクトース食やショ糖食でさえも、運動を定期的に行う場合には、脂肪合成の材料にはならず、エネルギーとして消費されるのです[219][220]。ハチミツも同じく簡単には中性脂肪にはならないのです。

私たちの体内で、フルクトースやグルコースといった単純糖（シンプルシュガー）から脂肪を作るには複数の酵素やエネルギーが必要です。生命体はエネルギー過剰という稀な状況以外は、糖質から中性脂肪合成というような無駄なことをしません。実際、体内の脂肪蓄積の原因のほとんどは食事中の脂肪（中性脂肪）なのです[221]。

このように日常摂取量カロリーの範囲では高用量のフルクトースでも中性脂肪や体重の

[図22] フルクトース（果糖）と身体活動

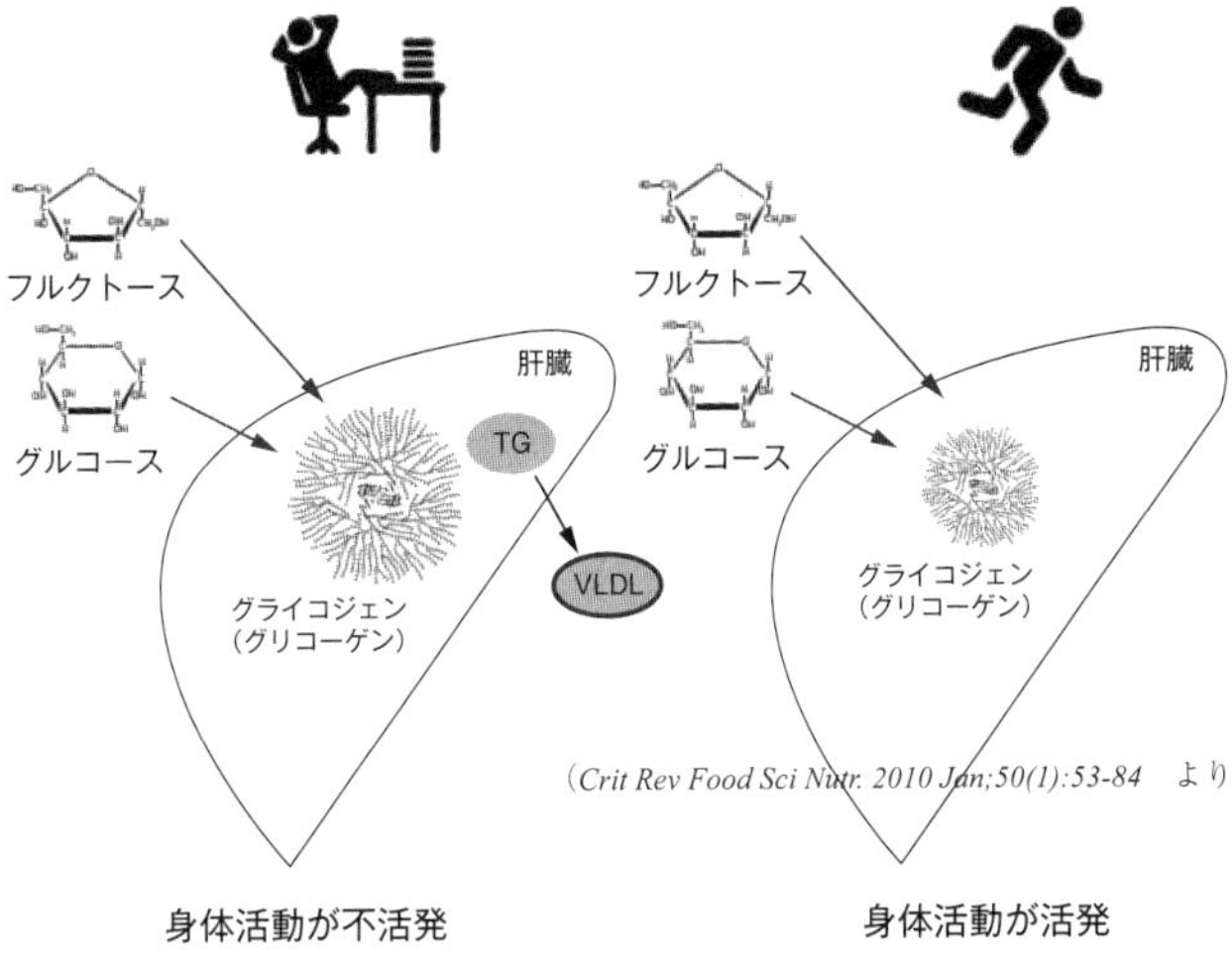

（*Crit Rev Food Sci Nutr. 2010 Jan;50(1):53-84*　より）

身体活動が不活発で、すでに肝臓にグライコジェン（グリコーゲン）が十分に蓄積している場合のみ、フルクトースの一部が中性脂肪（TG）に変換されて、肝臓からVLDLというリポタンパク質によって全身に運ばれる。
身体活動が活発な場合、ほとんどのフルクトースはエネルギーとなるか、グライコジェン（グリコーゲン）に変換されて蓄積される。

[図23] フルクトース（果糖）は、身体活動に依存する

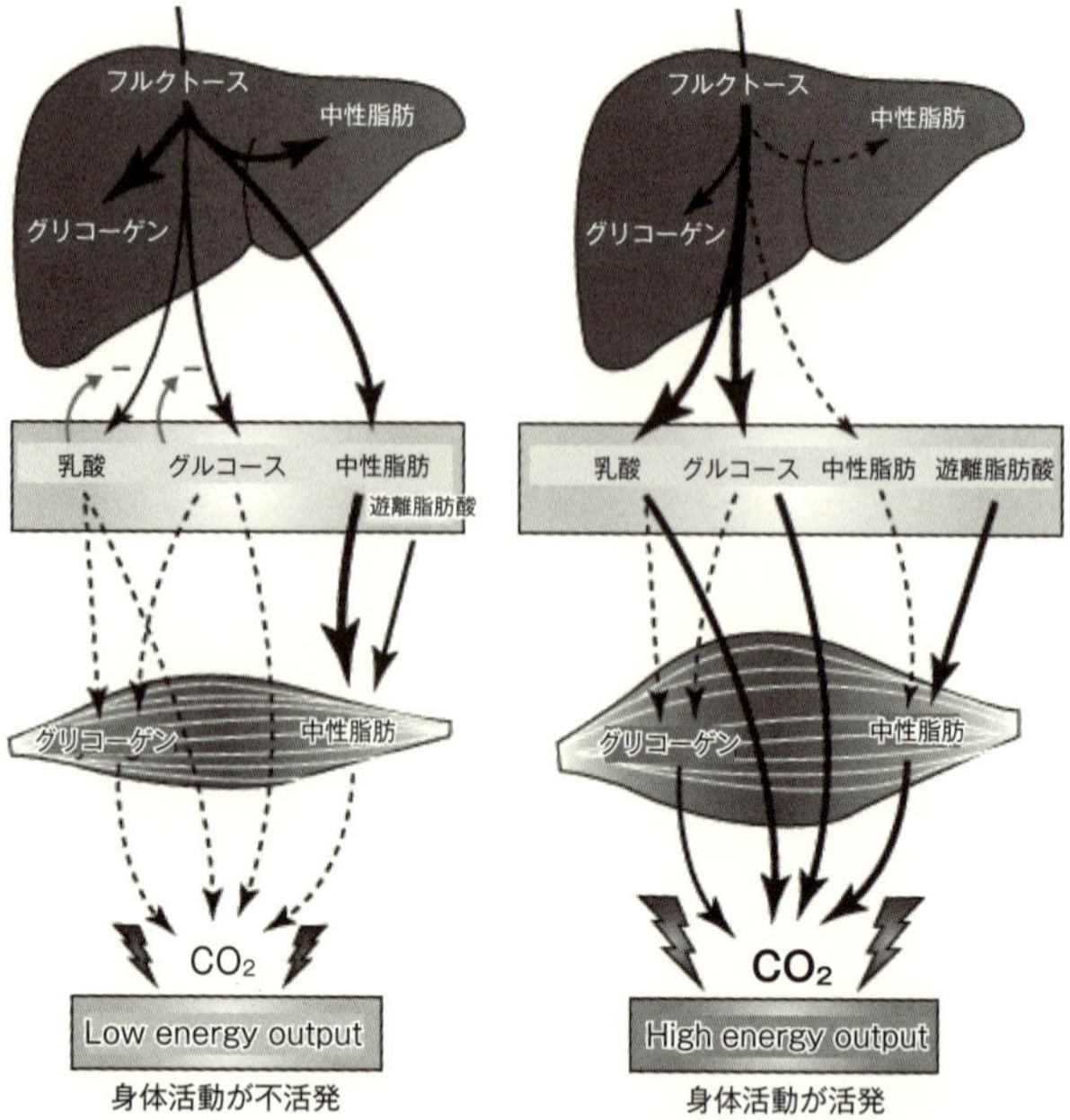

身体活動が不活発な場合のみ、肝臓・筋肉に中性脂肪が蓄積する。身体活動が活発な場合は、ほとんどがエネルギーとして消費される。なお、フルクトースの中性脂肪合成は、毒性の強い遊離脂肪酸から体を守る作用がある。

増加は認められませんが、そもそも中性脂肪が増えることは悪いことなのでしょうか？

2　中性脂肪合成を増やすのは悪いことか？

ハチミツの摂取で中性脂肪や中性脂肪を多く含むリポタンパク質（ＶＬＤＬ）の肝臓での合成が高まることが分かっています[222]。さらには総コレステロール値も低下します。これはハチミツが甲状腺機能を高めるために、コレステロールの代謝が進むからです。

このハチミツの中性脂肪を増やす作用も、フルクトースによるものです。この中性脂肪の増加によって心臓血管疾患などのメタボリック・シンドロームになるという仮説がまことしやかに語られています。しかし、フルクトースとメタボリック・シンドロームの関係に疑問符が打たれるようになっています。

中性脂肪は、三つの脂肪酸とグリセロール（グリセリン）のエステル結合したものです。高脂肪食や炎症などのストレスによって、生理的には脂肪組織に蓄積されている中性脂肪が分解されます。これをリポリシス（脂肪分解）といい、さらなる炎症とインシュリン抵抗性を引き起こすのでした（これを「メタ炎症」という。『慢性病は現代食から』に詳述）。

これはリポリシスが起こると、血液中に放出される脂肪酸（「遊離脂肪酸」という）が体内の各組織に炎症、インシュリン抵抗性を引き起こすからです。

フルクトースは、この悪さをする血液中の遊離脂肪酸（現代人ではプーファ）を中性脂肪に再転換する作用（re-esterification）を持っています。前述した抗リポリシス作用です。

このフルクトースの作用によって、脂肪組織内で炎症や小胞体ストレス（ER stress）を抑えます。脂肪組織での炎症や小胞体ストレスは、全身の炎症およびインシュリン抵抗性を引き起こすので、フルクトースは、その原因となる血液中の遊離脂肪酸を回収して中性脂肪に再転換することで、脂肪組織および全身の炎症を抑えているのです[223][224]。

実際に、必要以上に中性脂肪の値を下げる（特にオメガ3）ことによって、脳卒中が増えることも報告されています[225]。

このように中性脂肪は、遊離脂肪酸という糖のエネルギー代謝をブロックして、病気の場を創る物質を回収する良い効果をもっています。

3　ハニー・フルクトースが尿酸を増加させるメカニズム

[図24] 過剰なフルクトースが尿酸を形成する経路

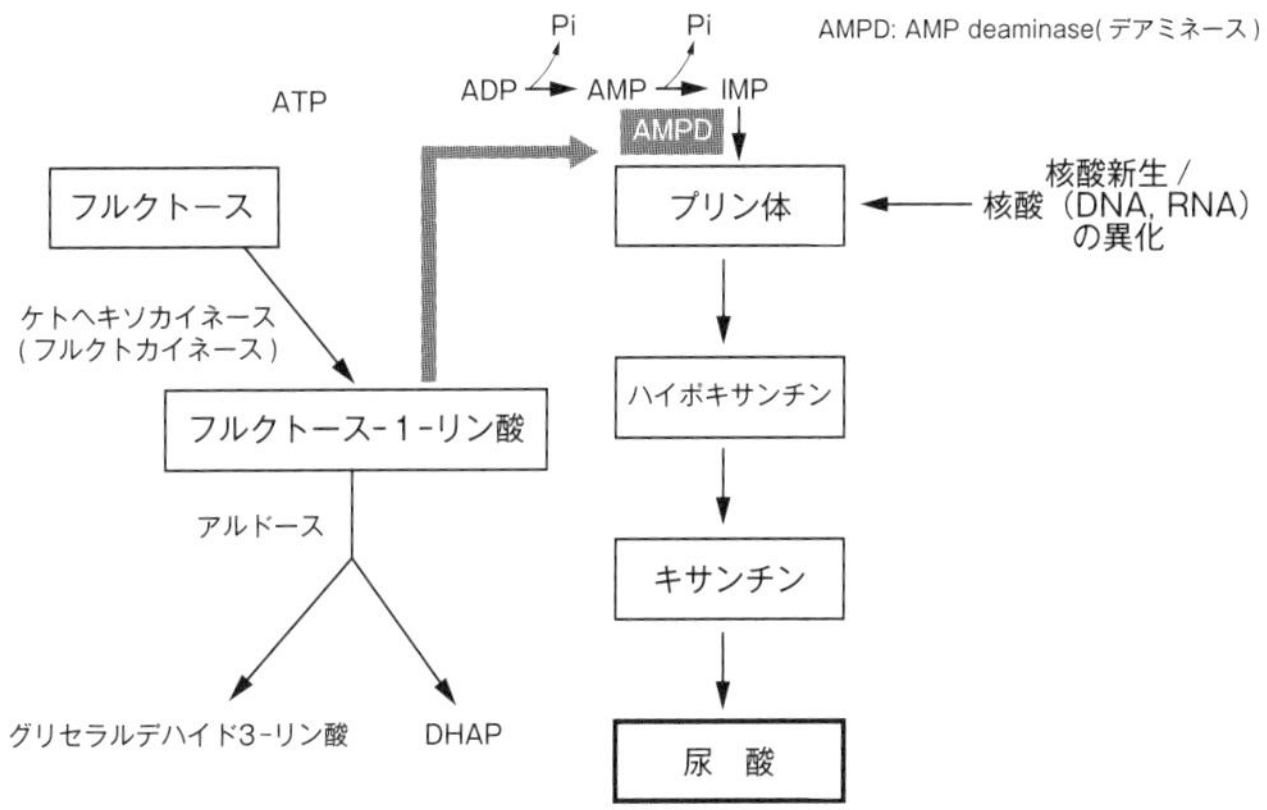

フルクトース（果糖）を急激に過剰摂取（あるいは急激に注射）した場合は、肝臓でフルクトリシス（果糖分解）に追われる。フルクトースからフルクトース-1-リン酸になる過程は制御なく進行する。しかし、フルクトース-1-リン酸から次のステップ（アルドースが触媒）は非常に遅い。そのため、フルクトース-1-リン酸が細胞内に蓄積し、リン酸が消費されることによって、AMPデアミネース（AMPD）という酵素が活性化することで、プリン体の合成が進む。最終的にプリン体が尿酸にまで代謝される。

フルクトース（果糖）を急激に過剰摂取（あるいは急激に注射）した場合は、小腸での処理能力を超えるため、それ以上のフルクトースは肝臓に運ばれます。そして、肝臓でフルクトリシス（果糖分解）によって代謝されます。フルクトースからフルクトース－1－リン酸になる過程は制御なく進行します。

しかし、フルクトース－1－リン酸から次のステップ（アルドースが触媒）は非常に遅いのです。そのため、フルクトース－1－リン酸が細胞内に蓄積し、リン酸が消費されることによって、AMPデアミネース（AMP deaminase, AMPD）という酵素が活性化することで、プリン体の合成が進みます。最終的にプリン体が尿酸にまで代謝されることで尿酸産生量が高まります。

しかし、そもそも尿酸が作られる経路は、DNAやRNAといった核酸の代謝経路であり、フルクトースがメインではありません。

さて、ハニー・フルクトースは尿酸を増やすことで実際に痛風を引き起こすのでしょうか？

4　ハニー・フルクトースは痛風の原因になる？

それを紐解くのに重要な物質が尿酸を最終的に形成する酵素です。その酵素を「キサンチン酸化還元酵素（XOR: Xanthine oxidoreductase）」といいます。全身の組織に存在しますが、肝臓と腸に強く発現しています。機能としては、ハイポキサンチン→キサンチン→尿酸への変換を触媒しています。

[図25] キサンチン酸化還元酵素 (XOR: Xanthine oxidoreductase)

・全身の組織に存在するが、肝臓と腸に強く発現
・ハイポキサンチン → キサンチン → 尿酸の代謝を触媒

生理的条件（何も刺激がない状態）

キサンチン脱水素酵素（XDH: Xanthine dehydrogenase）

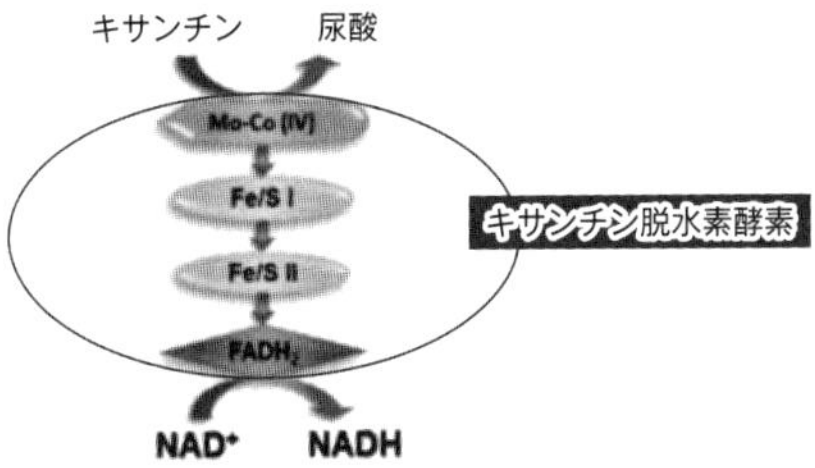

「キサンチン酸化還元酵素（XOR: Xanthine oxidoreductase）」周囲の場によって酵素のタイプが変化する（エピジェネティックに変化）。通常の生理的条件（ストレスがかかっていない状態）では、キサンチン酸化還元酵素（XOR）は、キサンチン脱水素酵素（XDH: Xanthine dehydrogenase）として尿酸を形成する触媒作用をする。

[図26] キサンチン酸化酵素（XO：xanthine oxidase）

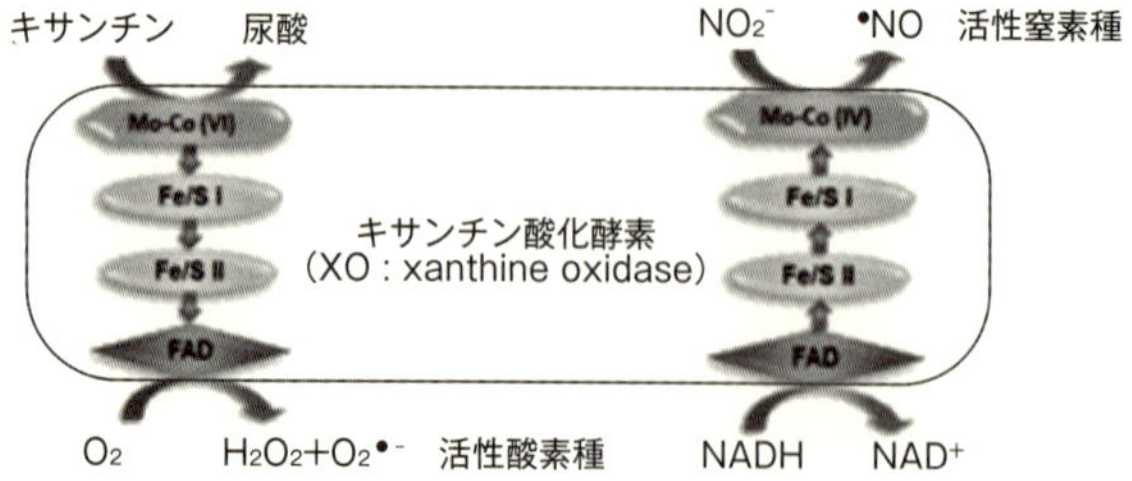

炎症,還元ストレス（NAD^+低下）下では、キサンチン脱水素酵素（XDH）は、キサンチン酸化酵素（XO：xanthine oxidase）へ転換される。キサンチン酸化酵素（XO）は、尿酸を形成する際に活性酸素種・窒素種（ROS,RON）を産生する。

この酵素の大変興味深いところは、周囲の場によって酵素のタイプが変化すること です（エピジェネティックに変化する、環境因子で変態する）。

通常の生理的条件（ストレスがかかっていない状態）では、キサンチン酸化還元酵素（XOR）は、キサンチン脱水素酵素（XDH: Xanthine dehydrogenase）として尿酸を形成する触媒作用をします。ところが、炎症、還元ストレス（NAD^+低下）下では、キサンチン脱水素酵素（XDH）は、キサンチン酸化酵素（XO：xanthine oxidase）へ転換されます。

キサンチン酸化酵素（XO）は、尿酸を形成する際に活性酸素種・窒素種（ROS、

[図27] ストレス下では尿酸産生を触媒する酵素が変化する

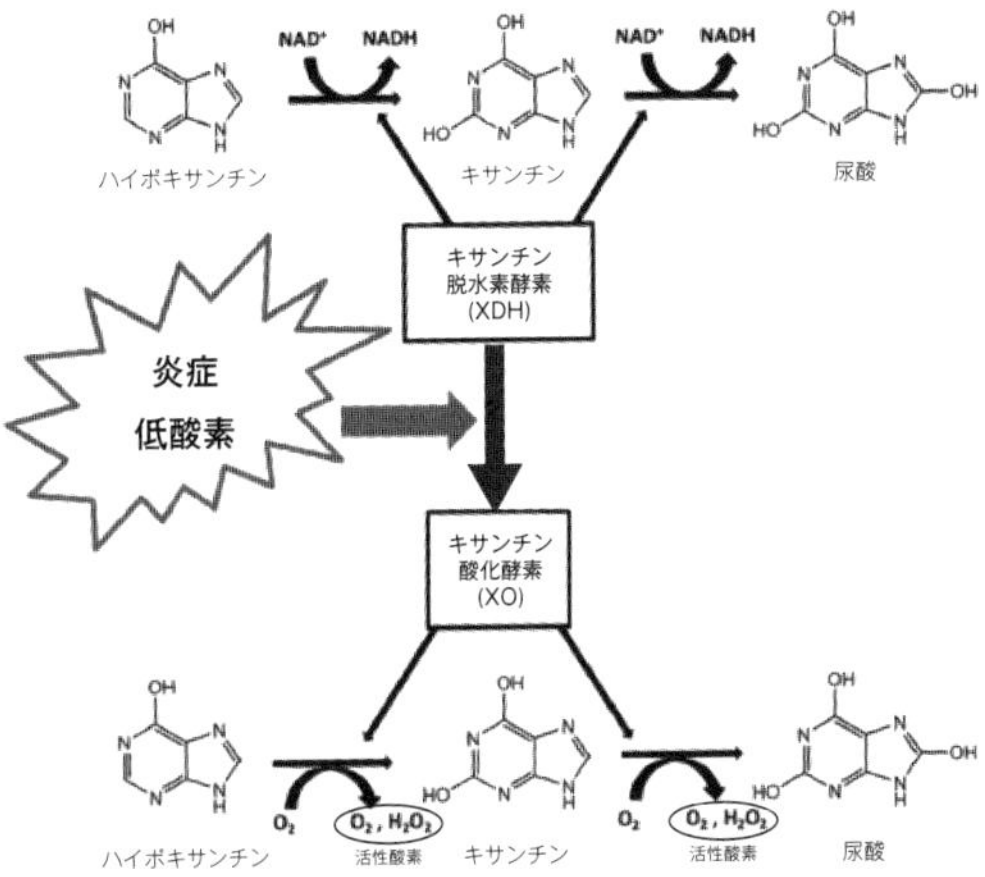

炎症、還元ストレス（NAD^+低下）下では、キサンチン脱水素酵素(XDH)は、キサンチン酸化酵素（XO：xanthine oxidase）へ転換される。これによって尿酸産生時に活性酸素・窒素種が出て、病気の場を作る。

RON）を産み出してしまいます[226][227]。

これは鉄とプーファの存在下では致命傷になります。実際にキサンチン酸化酵素（XO）によって、以下のことが起こります。

・小腸から鉄の吸収をアップ[228]

・フェリチン（肝臓）から鉄を遊離[229]

・フェントン反応でハイドロキシラジカルが発生[230]

そして、実際にキサンチン酸化酵素が増加するとオメガ3から形成される過酸化脂質（ＭＤＡ）が増加することが分かっています[231]。

糖尿病ではキサンチン酸化酵素と脂質過酸化が増加することで白内障を起こすことが報告されています[232][233]。

5 痛風は高尿酸血症が原因ではない！

痛風はよく、尿酸の値が高くなることが原因で、その尿酸が結晶化したものが組織に蓄積して炎症を起こすということが医学の教科書に掲載されています。尿酸の結晶体がマクロファージというお掃除役の白血球を刺激する（ダンプス、DAMPS）ということもまことしやかに書かれています。

しかし、私は以前からこのような記載には疑問がありました。なぜなら尿酸は哺乳類の体内においては最大の抗酸化物質だからです。

実際に痛風（高尿酸血症）は慢性疾患に保護的に働くことが分かっています。アルツハイマー病[234]、多発性硬化症[235][236]、パーキンソン病[237]、動脈硬化[238]などです。

また驚くことに、尿酸は鉄をキレートして脂質過酸化反応を抑える作用があります[239]。

尿酸値そのものが高くなることが痛風を引き起こすのではありません。あくまでもキサンチン酸化酵素（XO）がストレス下で過剰発現することで炎症が引き起こされるのです。一方のストレス下にない生理的条件で働くキサンチン脱水素酵素（XDH）によってプリン体代謝が触媒される場合には、炎症は引き起こされません。

ちなみに体内の尿酸を高める物質としてフルクトース以外にも、カフェイン、イノシン、ユリディン、飽和脂肪酸、ナイアシノマイドなどがあります[240]。コーヒーに含まれるカフェインは、フルクトースで増加するといわれる尿酸の代謝において、炎症やストレス時に上昇するストレス酵素（キサンチン・オキシデース）をブロックします[241]。そのために、尿酸のストレス下の代謝で活性酸素・窒素種が出ることはありません。

一時期、バターコーヒーが流行しましたが、コーヒーに含まれるカフェインは糖のエネルギー代謝を回すために、糖質の入っていない「バターコーヒー」は危険です。なぜなら、グリコーゲン（グルコースのストック）の貯蔵量が少ない現代人では、バターの脂質をエネルギー源とせざるを得なくなるからです（脂肪のエネルギー代謝になる）。

コーヒーには、ハチミツかショ糖を入れることが、サイエンスの基本通り（糖のエネルギー代謝を回す）となります。私は「ハニー・コーヒー」をお勧めします。

6 乳児ボツリヌス症とハチミツ

ハチミツが乳児に危険だとされるのは、ハチミツに含まれるボツリヌス菌の芽胞(spore)が乳児とくに一歳以下の腸内で増殖し、毒素を産生するからです。一歳以下では腸内バクテリアも含めて腸内粘膜防御が脆弱なため、ボツリヌス菌が増殖するケースが稀にあります。一年に乳児が発症するケースは、一〇万人のうち一・九人の比率です[242][243]。

ボツリヌス菌の毒素による典型的な症状は、便秘、鳴き声が弱い、オッパイを吸う力が弱い、顔の表情がなくなるなどの、主に筋肉の麻痺によるものです。

乳児にハチミツを与えたあとにボツリヌス症になったという報告が散見されますが、しかし、不思議なことにハチミツの中にボツリヌス菌の芽胞が同定されたことはほとんどありません[244][245]。つまり、乳児がボツリヌス症になったのは、空気中の粉塵を飲み込んだ可能性もあるということです。

ボツリヌス菌は、実は土壌や粉塵中にもあまねく存在しています。これらの環境中に存在するボツリヌス菌への暴露によっても乳児ボツリヌス症が引き起こされるのです[246]。そのため、実際にハチミツの摂取によって起こる乳児ボツリヌス症は、全体の一〇パーセント程度と見積もられています[247]。このように乳児ボツリヌス症は、ハチミツに特異的に起こるものでなく、ボツリヌス菌に汚染された食材全体あるいは土埃などの吸引によって起こる稀な現象なのです。

ボツリヌス菌に汚染されたハチミツでは、芽胞が低温では一年間以上も生き延びるため、放射線照射（gamma irradiation）されているものがあります[248][249][250]。放射線照射（gamma irradiation）はハチミツに限ったことではありませんが、食材の質を落とすためお勧めできません。

放射線照射では栄養素のほとんどは破壊されます。その代表はビタミン類、脂質、タンパク質（特にコラーゲン）です[251][252][253][254]。また、放射線照射はバクテリアなどの食品中に存在する微生物にとってストレスになります。このストレスに耐性のある微生物が生き残り、そしてより増殖を加速させるのです[255][256][257]。

したがって、乳児に放射線照射や過度の加熱処理を施したハチミツを与えるべきではありません。やはり、一歳以下の乳児の場合は、ハチミツよりもショ糖を中心に与えると安全でしょう。ただし、外用でハチミツを使用する場合は、ボツリヌス症にはなりません。

7 ハチミツに含まれるポリフェノールが効果を示しているのか?

ハチミツには前述したようにポリフェノール（フラボノイドなど）などのファイトケミカルが少量含まれています。ポリフェノールは一般的に「抗酸化物質」とされています。

さて、ハチミツの効果をこの「抗酸化」作用と記述している論文も少なからず存在しています。ハチミツに含まれるポリフェノールは人体にとって良い影響を与えているのでしょうか?

ポリフェノールは、元々は植物が自分の身を守るための防御物質として産生したものです。したがって、私たちがポリフェノールだけを摂取すると、強い苦みを伴います。ポリフェノールは、タンパク質を変性させてしまう作用もあるために、私たちは「抗ポリフェノール物質」として、ポリフェノールと結合して無毒化するタンパク質を唾液中に備えています[258][259]。

ポリフェノールは、運よく小腸までたどり着いたとしても、小腸での吸収は極めて悪いことが分かっています[260]。毒性物質ですから、当然といえば当然です。さらに運よく小腸から吸収されたとしても、すぐに肝臓に運ばれて無毒化されます。

ポリフェノールが抗酸化作用を持つというのは、動物実験や細胞実験において、高濃度を投与した場合のみで、私たち人体において、低濃度の場合は、その保証はありません。

私たちの体内の抗酸化物質は、血液中では尿酸、ビタミンC、E、あるいはクワイノン（クイノン）であり、細胞内では主にスーパーオキサイド・ディスミューテース（SOD）、カタレース（catalase）、グルータサイオン・レダクテース（glutathione reductase）、サイオレドキシン・レダクテース（thioredoxin reductase）などが担当しています。

したがって、ハチミツを含めた食品から摂取される低濃度のポリフェノールが人体で即「抗酸化作用」の主体になることはないのです。ハチミツでもし血液中の抗酸化能が高まったのであれば、それはハチミツに含まれるポリフェノールのせいではなく、前述したようにハニー・フルクトースによる尿酸産生によるものなのです。あるいは、細胞内で抗酸化能が高まったのであれば、それはハチミツに含まれるフルクトースやグルコースからグルタチオンなどの抗酸化物質が産生されることによります。

ハチミツなどから摂取される微量のポリフェノールは、私たちの体内に入ると、抗酸化物質ではなく、むしろ酸化物質として作用します[261]。そのために、通常のポリフェノールは、抗酸化物質を体内に産生する経路（転写因子 Nrf2, transcription factor Nrf2）が活性化しますが、これは慢性病の原因となる「還元ストレス」を招くことになるのです[262]。実際に抗酸化物質によって Nrf2が活性化されることによって、ガンの転移が促進されます[263]。動物実験でも、抗酸化物質はガンを増大させることが度々報告されています[264][265][266]

8　抗酸化物質を摂取すると酸化ストレスになる！

ポリフェノールのような抗酸化物質といわれるものをサプリのように慢性摂取するとどうなるか、という興味深い研究が報告されています[267]。

脂肪細胞を用いて、N-アセチルシステイン（去痰剤としても使用されている）、ビタミンE、グルタチオン（グルータサイオン）といった抗酸化物質といわれる物質を作用させています。その結果は驚くべきものでした。なんとミトコンドリアで活性酸素（ROS）が著明に増加したのです。

活性酸素が過剰に産生されるとどうなるのでしょう？

この活性酸素の発生源は、細胞内のミトコンドリアにあります。私たちの体内では、生理的条件で日夜ミトコンドリアで活性酸素を産生しています。しかし、ミトコンドリアに「還元ストレス（細胞内をアルカリ性にするストレス）」がかかると、電子のフローが渋滞し、その自由電子が酸素と反応して過剰に活性酸素が産生されます。

この活性酸素の発生自体は、酸素と電子の反応であり、これを通常の「酸化」といいます。還元ストレスによって発生した過剰な活性酸素が、プーファと鉄と反応して、生命場を破壊するアルデヒドを発生させること。これが、真の病態をもたらす「酸化」なのです。

つまり、抗酸化物質だと考えて投与した物質が、実際には細胞内で還元ストレスを引き起こし、真の病態をもたらす酸化をもたらしたということです。「抗酸化物質が酸化作用をもたらす」メカニズムが端的に示された実験です。

しかも、抗酸化物質は組織周囲の酸素濃度を低下させた（つまり、発生した活性酸素が酸素を消費した）ために、脂肪細胞は低酸素状態になり、乳酸を産生する羽目になりました（病気の代謝［シックネス・メタボリズム］）。

脂肪細胞内で活性酸素が増加することで、Ⅱ型糖尿病の特徴であるインシュリン抵抗性になることは、拙著『慢性病は現代食から』に詳述しています。この脂肪細胞のインシュリン抵抗性からリポリシス（脂肪分解）が起こり、プーファ（多価不飽和脂肪酸）が遊離脂肪酸として血液中に放出されるために全身に炎症は波及してきます（拙著『病はリポリシスから』）。

抗酸化物質とよばれる物質は、慢性摂取すると還元ストレスを細胞に与えることで活性酸素を過剰に増加させます。これによって、全身に炎症を引き起こし、現代病（慢性病）を引き起こすのです。これが慢性病の原因（還元状態＝抗酸化状態）であると私が言い続けているものなのです。

ハチミツに含まれるフェノール化合物やフラボノイドが、本当に私たちの人体に影響を与えているとすると、それは還元ストレスを細胞に与えて、生命場をシックネス・フィールド（病気の場）に変えてしまう作用になります。しかし、ハチミツを実際摂取した場合でも、これらのフェノール化合物やフラボノイドの吸収率は極めて低いことも分かっています[268]。したがって、ハチミツによる様々な健康効果は、このような微量でしか含まれない、かつほとんど人体に吸収されない毒性を有するフェノール化合物やフラボノイドによるものではあり得ないのです。

これと同じことがコーヒーにも当てはまります。コーヒーにも種々のフェノール化合物やフラボノイドが含まれていますが、コーヒーの健康効果は、糖のエネルギー代謝を高める

（ミトコンドリアの活性化）ことであり、その作用はフェノール化物やフラボノイドではなく、主成分のカフェインなのです[269][270]。コーヒーのカフェインは、ハチミツにおけるフルクトースと同じと考えると理解しやすいでしょう。

9　ハチミツに含まれる抗菌作用が有効なのか？

ハチミツは好気性・嫌気性のいずれのバクテリア（約60種類）にも抗菌作用を示すことが報告されています[271]。この抗菌作用は、主にハチミツに含まれているグルコース・オキシデース（glucose oxidase, GOX）によって、糖が代謝されるときに放出される過酸化水素（H_2O_2）によるものとされていました。

ところが、二〇一九年の研究では、ポリフェノールなどのフェノール物質によって、ハチミツ内で発生する過酸化水素（H_2O_2）にハチミツの抗菌作用があることが詳細に報告されました[272]。

前述したように、ポリフェノールは、抗酸化というよりは、実際に酸素と反応して酸化作用をして、過酸化水素を産生するのです。そして、過酸化水素は、鉄などの重金属（遷移金属、transition metal ions）の存在下で最も反応性が高いハイドロキシラジカルを形成して、バクテリアの細胞壁にダメージを与えます[273][274]。

その上に、ハチミツのグルコース濃度や酸性度が高い（pH3.2～4.5）ことが抗菌作用につながっています。高濃度のグルコースはバクテリアから水分を引き抜きます。グルコースが持つ浸透圧（osmotic pressure）によって、バクテリアが脱水になって活性を失うのです[275]。フェノール化合物やフラボノイドといった抗酸化作用を有するという物質は、私たちの体内ではむしろ有害でさえあります。

第5章のハチミツ選び実践編にも詳しく紹介しますが、白ハチミツに代表されるように「抗菌作用のない」ハチミツもあります。このタイプのハチミツは、フェノール化合物やフラボノイドがほとんど含有されていないという点で、慢性病の方には安心して使用できます。もちろん、ハチミツである限りは、ポリフェノール成分がなくても通常の静菌作用（酸性かつ高浸透圧によるバクテリア抑制）は有しています。

10 ペトリ皿の上での実験結果と生命現象は違う！

ハチミツの抗菌作用、抗酸化作用、抗ガン作用と喧伝されているものは、ペトリ皿上に分離したバクテリアに、ハチミツのフェノール化合物などをふりかけた実験結果を伝えているにすぎません。

現代医学でも細胞実験で、ガン細胞にスタチンやメトホルミンといった医薬品をふりかけて「ガン細胞が死滅した！」と騒いでいます。

細胞毒性のあるものなら、どのような毒物でもバクテリアやガン細胞を死滅させることは〝ペトリ皿〟の上なら起こるのは当然です。しかし、その毒物を人体に入れた場合は、まったく違った反応をすることは前述しました。

よく考えてください。細胞を動かしているのは、糖のエネルギー代謝を担うミトコンドリアです。ミトコンドリアはバクテリア起源のものであるため、バクテリアに殺傷能力のある多くの毒物は、ミトコンドリアにも悪影響を及ぼします。ガン細胞は正常細胞の変態型にすぎません。つまり、バクテリアやガン細胞が死滅するということは、正常細胞も同じく死滅するということです。

ハチミツの本当の抗菌作用とは、私たちのエネルギー代謝を高めることで、バクテリアの処理能力が高まることによるのです。糖のエネルギー代謝が高いと、綺麗に病原微生物を処理します。しかし、糖のエネルギー代謝が低いとその処理過程で〝炎症〟を引き起こします。これを「感染症」と呼んでいるのです。感染症になるかどうかはバクテリアなどの病原微生物の問題ではなく、私たちの糖のエネルギー代謝が決定しているのです。

11 マヌカ・ハニーの抗菌作用は優れているのか？

マヌカ・ハニー（manuka honey）の抗菌作用は通常のハニーとは違い、メチルグリオキサール（MGO:methylglyoxal, メソグライオキソウ）によるものといわれています[276][277]。実際にマヌカ・ハニーは、温室で収穫されるハチミツ（Revamil source honey）と比較しても、メチルグリオキサール（ＭＧＯ）の含有量は44倍も多く、その一方で一般のハチミツの抗菌作用をもたらす過酸化水素（H_2O_2）は少ないことが分かっています[278]。

メチルグリオキサール（ＭＧＯ）は、植物がストレスを与えられると二～六倍も産生が増加するストレス物質です[279]。植物がストレス下で産生を増加させるフラボノイドなどのファイトケミカルと同じということです。そのストレス物質の花蜜がハチミツに高濃度に移行したものが、まさにマヌカ・ハニーなのです[280]。つまり、マヌカ・ハニーは、オーストラリアやニュージーランドのように、比較的土壌が豊かではないシビアな環境で咲く花の蜜を集めたものなのです。

メチルグリオキサール（MGO）は、私たちの体内に入ると重要な生理活性物質となります。具体的には、メチルグリオキサール（MGO）は、炎症性物質である終末脂質過酸化物（Advanced Lipoxidation End products、ALEs）や終末糖化産物（Advanced Glycation End Products, AGEs）の前駆体です。つまり、プーファが自動酸化して形成されるアルデヒド類（反応性カルボニル化合物：Reactive Carbonyl Compounds, RCCs）と同じ物質ということです。メチルグリオキサール（MGO）は、特に近傍にある脂質やタンパク質と結合して、細胞の機能・構造を変性させます。そして、そのメチルグリオキサール（MGO）結合変性物質は、マクロファージに「炎症ゴミ」として認識されることで、炎症を引き起こします。このメチルグリオキサール（MGO）の強い炎症を引き起こす働きが抗菌作用として認識されているのです。

実際、メチルグリオキサールは、植物やバクテリアだけなく人体にとっても強力なストレス物質です。細胞を過剰に刺激して、カルシウムを細胞内に流入させます。このことによって、血管は収縮し（動脈硬化）、血圧が上がります[281]。また、炎症（エンドトキシンなど）はダイレクトにメチルグリオキサールの産生を上昇させ、メチルグリオキサールは炎症を引き起こすという悪循環を招きます[282]。

このメチルグリオキサールは、私たちの体内で代謝されて乳酸となり、病気の場を作りだします。この乳酸を「Ｄ－乳酸」といいますが、小腸内細菌異常増殖症（ＳＩＢＯ）で産生さる乳酸と同じ型です。その一方で解糖系で産生される通常の乳酸は、「Ｌ－乳酸」といいます。「Ｄ－乳酸」は、肝臓で「Ｌ－乳酸」よりも代謝されにくいため、より毒性が強いのです（拙著『慢性病は現代食から』参照）。

さらにメチルグリオキサールは、脂質やタンパク質と反応すると終末脂質過酸化物（Advanced Lipoxidation End products, ALEs）や終末糖化産物（AGEs）を形成して、生命場を乱します。

12　体内でも産生されるメチルグリオキサール

ところで、このメチルグリオキサールは、マヌカ・ハニーに含まれるだけでなく、私たちの体内でも産生されます。それでは、私たちの体内ではどのような状況でメチルグリオ

[図28] メチルグリオキサール（MGO）の形成と反応

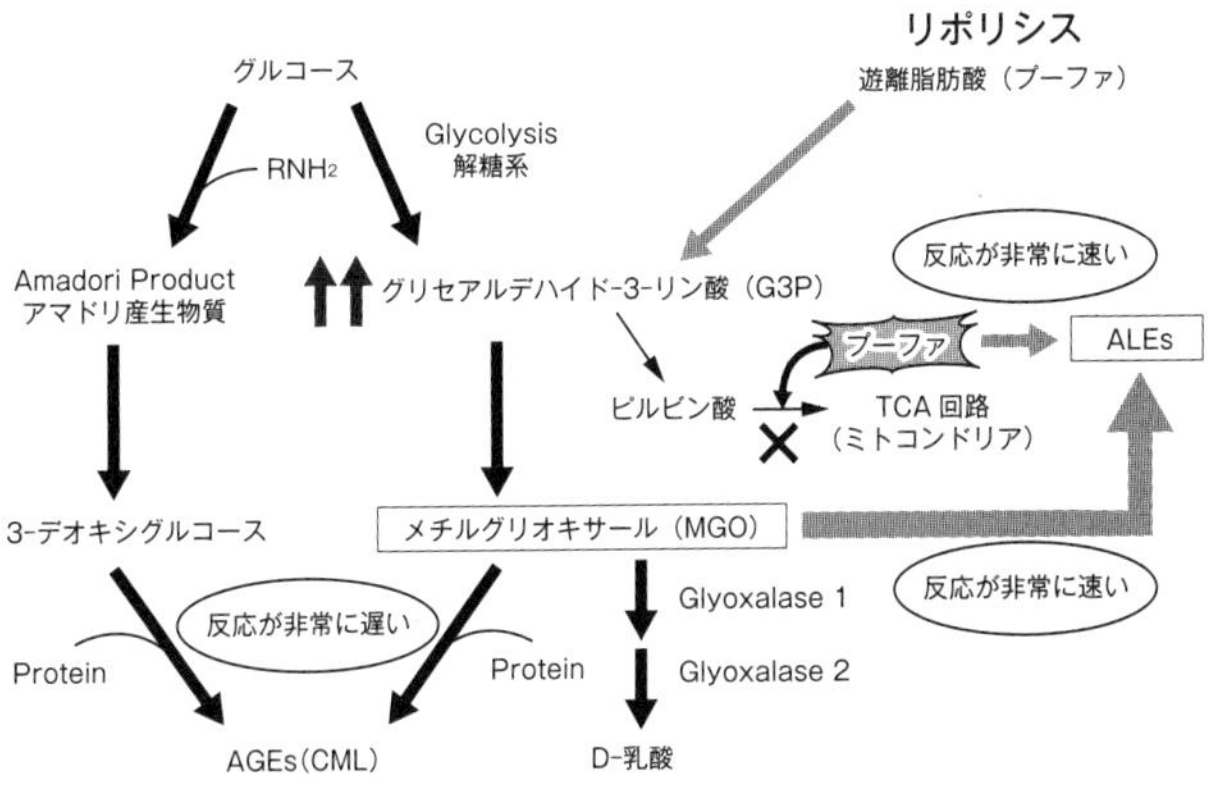

CML : Ne-(Carboxymethyl)lysine

脂肪の代謝（プーファ過剰摂取）、リポリシスでは、糖のミトコンドリアでの代謝がブロックされ、過剰にグリセアルデハイド-3-リン酸（G3P）が蓄積する。これがメチルグリオキサール（MGO）産生の主原因である。メチルグリオキサール（MGO）は終末脂質過酸化物（ALEs）や終末糖化産物（AGEｓ）になるか、乳酸に代謝されるが、いずれも病気の場を作る。

キサールが産生されるのでしょうか？

メチルグリオキサール（MGO）は、私たちの体内では主に脂肪をエネルギー源とする場合（lipoxidation＝病気の代謝）、ミトンドリアでの糖のエネルギー代謝がブロックされて解糖系が過剰に活性化した状態、あるいはリポリシス（脂肪分解）によって増加するグリセルアルデヒド－3－リン酸（glyceraldehyde-3-phosphate）の過剰供給によって産生されます[283]。

メチルグリオキサールが形成される状況下は、プーファ（多価不飽和脂肪酸, PUFA）による終末脂質過酸化物（Advanced Lipoxidation End products, ALEs）が大量にかつ迅速に形成されます[284]。したがって、実際の生命場を乱す因子は、メチルグリオキサールとタンパク質が反応した終末糖化産物（AGEs）ではなく、プーファから形成される終末脂質過酸化物（ALEs）なのです。

メチルグリオキサール自体もアミノ酸を含む脂質構造（核酸など）と反応して終末脂質過酸化物（ALEs）を速やかに形成します。このように私たちの体の中でメチルグリオキサールが産生される場合は、メチルグリオキサールによる終末糖化産物（AGEs）が悪影響を与えているというよりは、メチルグリオキサールが大量に産生される状況（プーファ過剰&ALEs）や、メチルグリオキサールによる終末脂質過酸化物（ALEs）の形成が実際の問題を引き起こしているのです。

しかも、私たちの体内に入ると毒性を発揮するメチルグリオキサールを擁するマヌカ・ハニーは、過酸化水素を抗菌物質とする他のハチミツやハニー・ディユー（honeydew）と抗菌作用はほとんど変わらないばかりか、後者の方が強い場合があるのです[285][286]。

13　マヌカ・ハニーを勧めない理由

そしてマヌカ・ハニーを勧めない理由は、メチルグリオキサール含有以外にもあります。マヌカ・ハニーはあの慢性病の原因となるエンドトキシン（ＬＰＳ）とまったく同じ作用をするのです。具体的には、マクロファージのToll様受容体４（TLR4）を刺激して炎症を引き起こします[287]。

大抵のマヌカ・ハニーの抗菌効果を謳っている研究は、マヌカ・ハニーの成分が「免疫を刺激する（immunostimulatory activities)」という表現をしています[288]。これをもって抗菌作用というのは、サイエンスの基本ができていないとしか言いようがありません。なぜなら、「免疫を刺激する＝炎症を引き起こす」ということに他ならないからです。

炎症を引き起こすというのは、抗菌作用よりもより健康に甚大な悪影響を与えます。なぜなら、バクテリアは、糖のエネルギー代謝が回っていれば、問題なく共存するか、生命場から掃除していく存在だからです。バクテリアそのものが炎症を引き起こすわけではありません。

バクテリアが炎症を引き起こすのは、細胞壁成分（エンドトキシンなど）などの炎症性物質を放出した場合のみです。したがって、バクテリアの存在そのものではなく、炎症が起こるという状態（シックネス・フィールド）の方が、危険信号なのです。マヌカ・ハニーはその点で、炎症を加速させる物質（エンドトキシンと同じ作用をする）が入っているため、特に糖のエネルギー代謝が低下している人、つまり甲状腺機能が低下している大多数の現代人にはお勧めできないハチミツになります。

第4章
間違えないハチミツ選び

1　モノフローラルがポリフローラルより優れている理由

1種類の花の蜜からなるハチミツを単花蜜（monofloral honey; モノフローラルハニーと呼ぶ）、数種類の花の蜜からなるハチミツを百花蜜（multifloral honey; マルチフローラルハニー、もしくはpolyfloral honey; ポリフローラルハニーと呼ぶ）といいます。

近年では、その希少価値と効能からモノフローラルハニー（単花蜜）の需要が高まっています。モノフローラルハニーの定義は、ハチミツに含まれる花粉の四五パーセント以上は単一の花蜜であることです[289]。その例外はラベンダーハニーのように花粉がそもそも少ない花の場合です。ラベンダーの場合は、一五パーセントの花粉量でモノフローラルハニー（単花蜜）とされます。一方、花粉量が多い、ユーカリやチェスナット（セイヨウトチノキ）のハチミツでは、七〇～九〇パーセントにも達します。

日本では土地が狭いこともあって、ほとんどがマルチフローラル（百花蜜）です。ロシアなどユーラシア大陸の広大な地域では、モノフローラル（単花蜜）が採取できます。

[図29] モノフローラルハニーの同定

フェノール化合物および フラボノイドの種類	ハチミツ
ヘスペレチン（hesperetin）	シトラスハニー（citrus honey）
ホモジェンティシック酸 （homogentisic acid）	ストロベリーツリーハニー （strawberry tree honey）
メチルシリンゲイト （methyl syringate）	レイプシードハニー （rapeseed honey）
アブシジン酸（abscisic acid）	ヘザーハニー（heather honey）
p-ヒドロキシ安息香酸 （p-hydroxybenzoic acid）	バックウィートハニー （buckwheat honey）
ケセルチン、ケンペロール （quercetin, kaempferol ）	サンフラワー、ローズマリー （sunflower, rosemary ）
ミルセチン、トリセチン、ルテオリン （myricetin, tricetin, luteolin ）	ユーカリプタスハニー （eucalyptus honey ）

ハチミツのフェノール化合物およびフラボノイドの種類によって、ある程度まではモノフローラルハニー（単花蜜）の推定ができる。

一般にモノフローラルは、マルチフローラルよりも抗菌作用が強いことがわかっています[290]。その抗菌作用が強いのか、まず、モノフローラルの方が、水分活性（Aw: water activity）が低いことが挙げられます。

水分活性とは、微生物が利用できる水分（食品中に含まれる自由水）という意味です。水分活性が高いほど、微生物が利用できる水分が多いため、その繁殖に有利に働きます。逆にモノフローラル・ハチミツのように水分活性が低いほど、微生物の繁殖を抑えることができるのです。

さらに、モノフローラルの高い浸透圧（微生物から水を奪う）、高い酸性度（low pH）、タンパク質含有量の低さといった多数の因子が、微生物の繁殖を抑制します。また、白血病細胞（血液ガン細胞）に対しても、マルチフローラル・ハチミツよりも、モノフローラル（この実験では、ヘザーおよびローズマリー）の方が、細胞増殖抑制効果が高いことも報告されています[291]。

ハチミツのフェノール化合物およびフラボノイドの種類によって、ある程度どのモノフローラル・ハニーかを推定できます。

2 ハチミツの色による使い方

ハチミツもクリーム色から黒色まで、様々な色合いを持っています。このハチミツの色は、フェノール化合物やフラボノイド（あるいはそれを反映する抗酸化作用）と相関していることが多くの研究で報告されています[292][293][294][295]。

ハチミツの水分量、糖質の量や花粉の量も色合いに影響してきますが、ハチミツの色を決定する主要因はフェノール化合物やフラボノイドです[296]。これらの物質は植物の色(pigments)を決定するファイトケミカルだからです。フェノール化合物やフラボノイドをたくさん含むハチミツほど、色が濃く(dark honey)なってきます[297][298][299][300]。つまり、抗酸化作用が高いものほど色が濃くなるのです[301]。

前述したように、そもそもハチミツに微量含まれているフェノール化合物やフラボノイドは、小腸からほとんど吸収されません。また吸収されてもその大半は肝臓でデトックスされています。仮にこれらの代謝を逃れたとしても、実際の細胞内で作用を現すのは、酸化作用になる場合があります。細胞内で酸化作用することは、慢性病の根治には有効です。しかし、細胞内で抗酸化作用すれば、慢性病を加速させてしまいます。ハチミツの色による選び方は、健康人では基本は色はあまり気にしなくても良いです(フェノール化合物は影響を与えない)。しかし、現代人の多くのように、慢性的に心身の不調にある状態では、フェノール化合物やフラボノイドが少ない色が薄いハチミツ(「白ハチミツ」と呼んでいます)が安全です。特にストレス反応が高まる夕方から夜に摂取するなら白ハチミツです。

色の濃いハチミツ(「黒ハチミツ」と呼んでいます)は、糖のエネルギー代謝が高い午前中に摂取するのが良いでしょう。糖のエネルギー代謝が高い状態であれば、フェノール化合物やフラボノイドをデトックスできるからです。

3 ミツバチもリポリシス（脂肪分解）を起こす！

ミツバチのひとつのコロニーは、女王バチ、何千もの働きバチ（female workers）、ドローンのオスバチで構成されています。メスの働きバチが一年中誕生して、忙しく働きまわるのに対して、雄バチは春から夏にだけ生まれて、女王バチとの交尾以外は何もしない（毒針ももたない）ため、「怠け者」という意味でドローン（drone）と命名されています。

事実上、女王バチを含めてコロニーのハチの栄養の供給は、働きバチが一手に担っています。その働きバチが花蜜や花粉を外界から摂取して、下咽頭腺（hypopharyngeal glands, HGs）や他の唾液腺（salivary and mandibular glands）から分泌したもの（これをロイヤル・ジェリー〈royal jelly〉と呼ぶ）が、コロニーのハチたちの栄養となります[302]。

ミツバチも私たちと同じく、糖質を中心としてタンパク質、脂質、ビタミン、ミネラルを生命維持のために必要とします。ミツバチは糖質を花蜜《かみつ》（nectar）から、タンパク質を

［図30］働きバチ（female workers）の主要な分泌腺

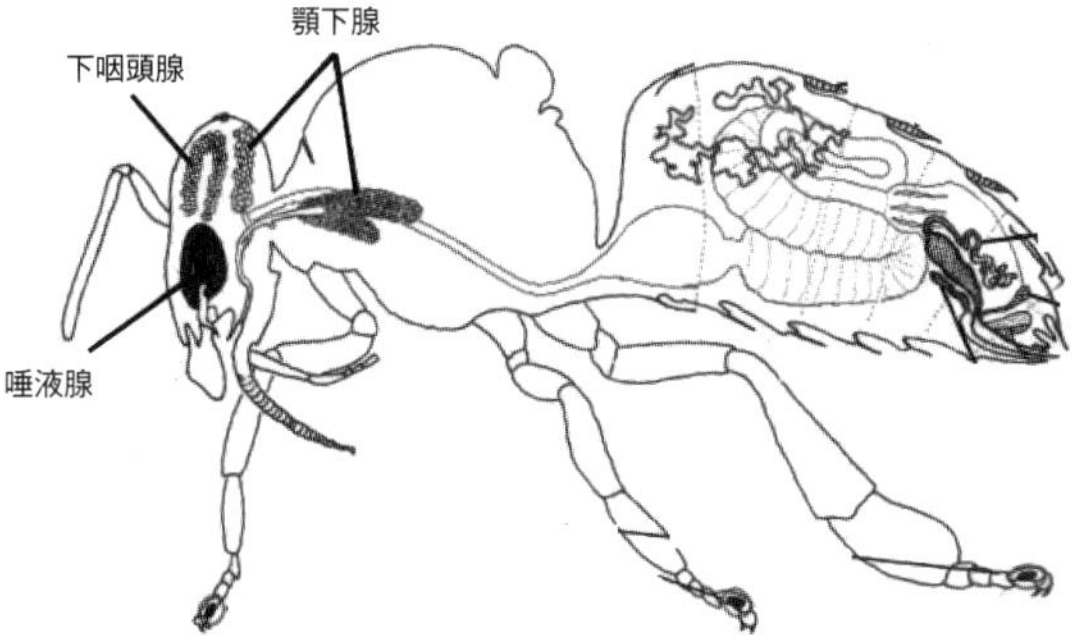

働きバチが花蜜や花粉を外界から摂取して、下咽頭腺（hypopharyngeal glands, HG）や他の唾液腺（salivary and mandibular glands）から分泌したものが、コロニーのハチたちの栄養となる。

花粉（pollen）から摂取します。

しかし、乾季や冬がある場所では、一時的に花蜜や花粉がなくなるために、ミツバチが飢餓状態（ファスティング）になります。興味深いことに、働きバチは、花粉の供給がなくなると、「リポリシス（脂肪分解）」を起こして、下咽頭腺（HGs）を分解してしまいます。これは、女王バチや幼虫の成長・生命維持に必要な食糧の質を低下させるため、コロニー全体の存続に重大な影響を与えます[303]。

働きバチが花粉の不足によって、栄養障害に陥ると、脂肪組織が分解（リポリシス）されます。このときに脂肪組織からステロール（sterol）というステロイ

[図31] 働きバチは栄養不足でリポリシスを起こす！

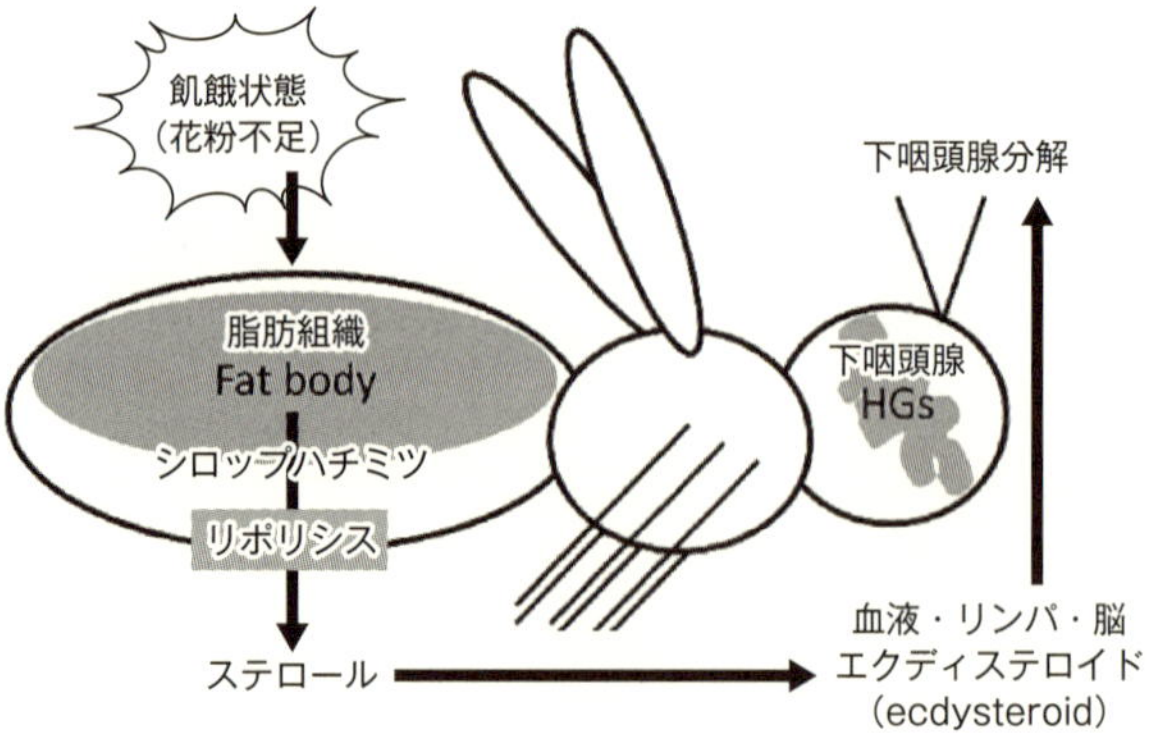

働きバチが花粉の不足によって、栄養障害に陥ると、脂肪組織が分解（リポリシス）される。このときに脂肪組織からステロール（sterol）というステロイド前駆体が放出される。このステロールは血液中に入り、リンパ組織や脳においてハチのステロイド（ecdysteroid）に変換される。このステロイドは下咽頭腺を溶かしてしまう。

ド前駆体が放出されます[304]。

このステロールは血液中に入り、リンパ組織や脳においてハチのステロイド（ecdysteroid）に変換されます[305]。このステロイドは下咽頭腺を溶かしてしまうのです[306]。このミツバチのステロイドは、私たちのコルチゾールにあたります。

実際は、私たちと同じく低血糖や低タンパク質によって、ミツバチにもリポリシス（脂肪分解）とプロテオリシス（タンパク質分解）が起こっているのです。自分の下咽頭腺を分解して、タンパク質の材料としているのです。

4　ミツバチに砂糖水を与えたハチミツは？

このように働きバチの栄養が低下すると、女王バチやドローンたちの栄養も低下するため、妊娠率（copulation）が低下していくことで、コロニーを維持していけなくなります。また、コロニー全体がウイルス感染などに弱くなります[307]。

したがって、乾季や冬がある場所では、その時期には、働きバチにブドウ糖果糖液糖や砂糖水を与えています（養蜂場の中では、ハチミツの生産量を上げるために、年中ハチミツにシロップを与えているところもある）。また砂糖水によって、花粉の受粉行動（pollination）が高まるため、穀物やフルーツの収穫量を高めるために利用されるミツバチにも砂糖水を与えることが慣例化しています[308]。

砂糖水では働きバチの低血糖は防ぐことができるのですが、花粉成分のタンパク質が不足します。さて、この砂糖水を与えた働きバチからできたハチミツの質は純粋なハチミツと違うのでしょうか？

働きバチに砂糖水を与えたハチミツを分析した貴重な研究があります[309]。五種類の砂糖水を与えた実験です。未精製のショ糖と水を2：1の割合で与えたものからできたハチミツは、ショ糖の量が後述するハチミツの国際基準より多く含有されていました。

サトウキビのショ糖シロップを働きバチに与えた実験でも、シロップの投与をやめてからも二回目のハチミツの収穫時に、まだシロップがハチミツに残っていることが報告されています[310]。一般的に、ハチミツのショ糖含有量が多い場合は、ハチミツの収穫が速すぎる（フルクトースとグルコースに分解される前に収穫している）か、働きバチに過剰に砂糖水やシロップ（果糖ブドウ糖液糖，HFCS）を与えた場合に限ります[311]。

働きバチは花蜜と、果糖ブドウ糖液（HFCS）やショ糖シロップを摂取した場合では代謝が違うことが明らかになっています[312]。つまり、働きバチは、果糖ブドウ糖液（HFCS）やショ糖シロップをうまく代謝できないために、ハチミツにシロップが残存するのです。特に果糖ブドウ糖液（HFCS）は、働きバチの解糖系をブロックしてエネルギー代謝を止めることが報告されています[313]。

良かれと思って、ミツバチに果糖ブドウ糖液（HFCS）を与え続けると、ミツバチの生命力（＝糖のエネルギー代謝の低下）が奪われていくことで、長期的にはハチミツの収穫量も低下していくことになるのです。

[図32] ミツバチのタンパク質（花粉）の必要性

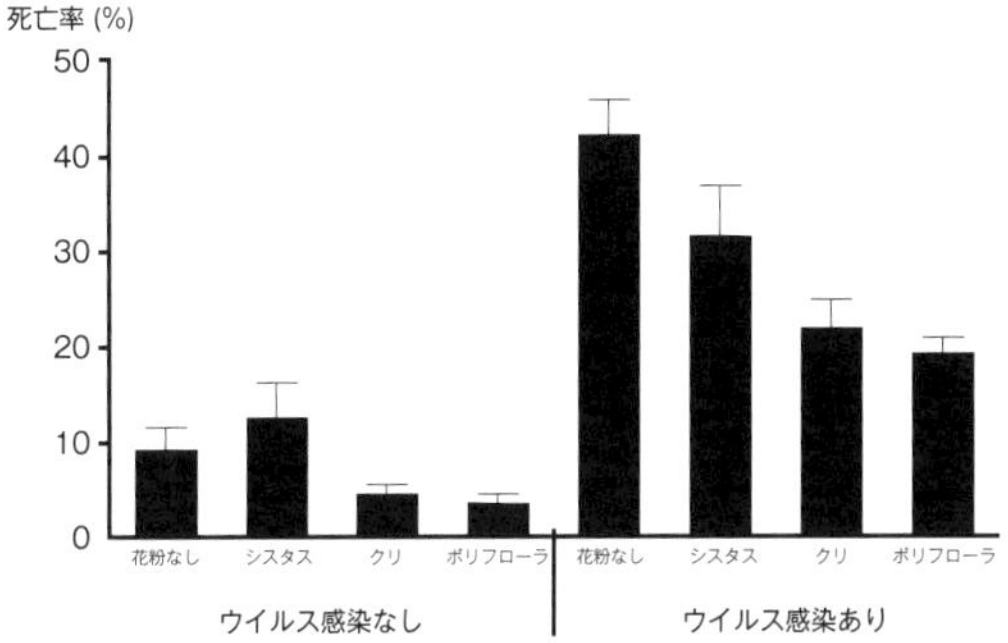

R Soc Open Sci. 2019 Feb 6;6(2):181803

ウイルス感染させたグループは、感染なしよりも有意に死亡率増加。そして、ウイルス感染させたグループの中では、花粉を与えないシロップだけのグループのミツバチは、花粉を与えたグループより高い死亡率を示した

5 ミツバチには良質のタンパク質が必要

さらにこれらのシロップには良質のタンパク質が欠損しています。ミツバチは、タンパク質を主として花粉(pollen)から摂取します。ミツバチは、この花粉から摂取するタンパク質がないとどうなるのでしょうか？

ミツバチにウイルスを感染させて、シロップとともに花粉を与えたグループとシロップだけのグループを比較した研究があります[314]。その結果、花粉を与えないシロップだけのグループのミツバチは、より高い死亡率を示しました。つまり、タンパク質がないとウイルス感染で死亡する確率が高くなるということです。

したがって、砂糖水やシロップだけを与えるのは、ハチミツのコロニーを維持するには十分ではありません。長期的にはハチミツの質と生産量が低下してくるのは必至でしょう（まだ長期的なデータが不足している）。

さらに、この実験では、シスタス（cistus）とクリ（Castanea）それぞれのみのモノフローラル（単花蜜）と、ポリフローラル（百花蜜）の花粉の影響を調べています。ミツバチの死亡率は、ポリフローラルの花粉の摂取の方が、いずれのモノフローラルの花粉摂取よりも低い結果でした。実際にミツバチは、一つの種類の花粉よりも、多種類の花粉をタンパク質源とすることをより好みます[315][316]。

ハチミツにとって、一つの作物（monocrop）だけの花粉だけでは栄養素が不足のため成長障害が出ることが報告されています[317][318]。これは、働きバチが、花蜜（nectar）と花粉（pollen）をそれぞれ別の種類の花から摂取するという習性によります[319][320]。

花蜜は一種類で大丈夫なのですが、花粉には多様性が必要となるのです。これは、花蜜を主にエサにするのは成体のハチミツですが、花粉をエサにするのが幼虫だからです。幼虫の成長には様々な花粉に含まれるタンパク質（アミノ酸）が必要なのです[321][322]。幼虫の成長こそが、ハチのコロニーを持続させる最大のファクターなのです[323]。

6　シロップで水増ししたハチミツに留意！

最近は食品偽装が世界的に横行しています。ハチミツもその例外ではありません。ハチミツは世界でも不純物が混入されている食品の第三位に挙げられているほど、一般のマーケットには純粋のハチミツがありません[324]。

ニュージーランドのマヌカ・ハニーは、年間一万トン以上もマーケットに出ています。しかし、実際のマヌカ・ハニー生産量は、年間一、七〇〇トン程度で、その一〇倍近くが市場で売られていることになります[325]。つまり、マーケットで売られている九〇パーセント近くが純粋のマヌカ・ハニーではないということです。

ヨーロッパでも同じ事情で、ハチミツの九〇パーセントはニセモノで、他の甘味料を混入しています[326]。ハチミツに混ぜる甘味料で一番多いのが果糖ブドウ糖液糖（異性化糖、コーンシロップ、HFCS）です。この果糖ブドウ糖液糖のフルクトースとグルコースの組成が純粋なハチミツに近いからです[327]。これらのハチミツ不純物をハチミツとして販売するのは本来なら違法ですが、その違法がまかり通っているのです[328]。

遺伝子組み換え（GM）コーンから複雑な化学合成過程で作られるモンスター「果糖ブドウ糖液糖」については、重金属汚染やデンプン質の混入などがすでに指摘されています[329][330]。ハチミツに混入される果糖ブドウ糖液糖は、それ自体がガンを促進させたり、肥満、高脂血症などのメタボや行動異常（躁うつ病など）を引き起こすことがすでに報告されている物質です[331][332][333]。

またグルコース（ブドウ糖）やフルクトース（果糖）との比較試験でも、果糖ブドウ糖液糖は最も高脂血症や脂肪肝（NASH）を引き起こすことも分かっています[334]。これは、化学的に合成された甘味料は私たちの体内に入ると、ショ糖やハチミツとは違い、〝異物〟として認識されることを如実に示しています。

ハチミツを食べてアレルギー反応が出たり、体調が悪くなったりしたというのは、このような人工甘味料（HFCS）などの不純物が交じり合ったものを摂取している可能性が高いのです[335]。

7　純粋なハチミツ（ピュアー・ハニー）とシロップ・ハチミツの見分け方

シロップの糖質の炭素は、サトウキビやトウモロコシに由来しますが、光合成の過程で大気中から二酸化炭素から糖質を作ります。このときに、炭素が四つのものが最初の主要な産物になります（C４植物、C4-plant、monocotyledonous plants〈単子葉植物〉）。一方の花蜜や花粉からできるハチミツでは炭素が三つの花（C３植物、C3-plant、dicotyledonous plants〈双子葉植物〉）から糖質が作られます（C４植物のものは量的に少ない）。

このように糖質の炭素の数の違いに基づいて、純粋なハチミツか、シロップが混入しているシロップ・ハチミツかを区別することができます[336]。国際食糧農業機関（FAO）と世界保健機関（WHO）が合同で作成した国際的な食品規格である、「コーデックス（CODEX）委員会（国際食品規格委員会）」でも推奨されている判別法です。

C３植物（ピュアーハニー）とC４植物（シロップハチミツ）では、光合成によって合

[図33] シロップ・ハチミツは、12Cが多い

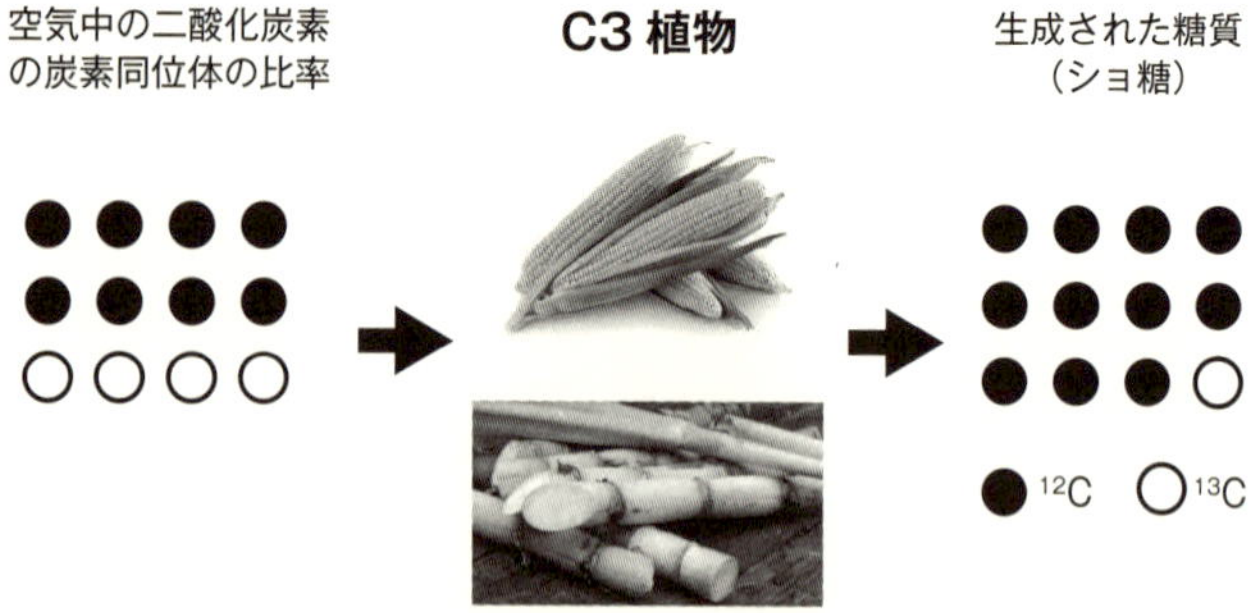

C3植物(サトウキビ、コーン)は、糖を合成する時に12Cを優先して使う。C3植物では作られた糖は、12Cが多くなる。

[図34] ピュアー・ハチミツは、12Cと13Cのいずれも使用

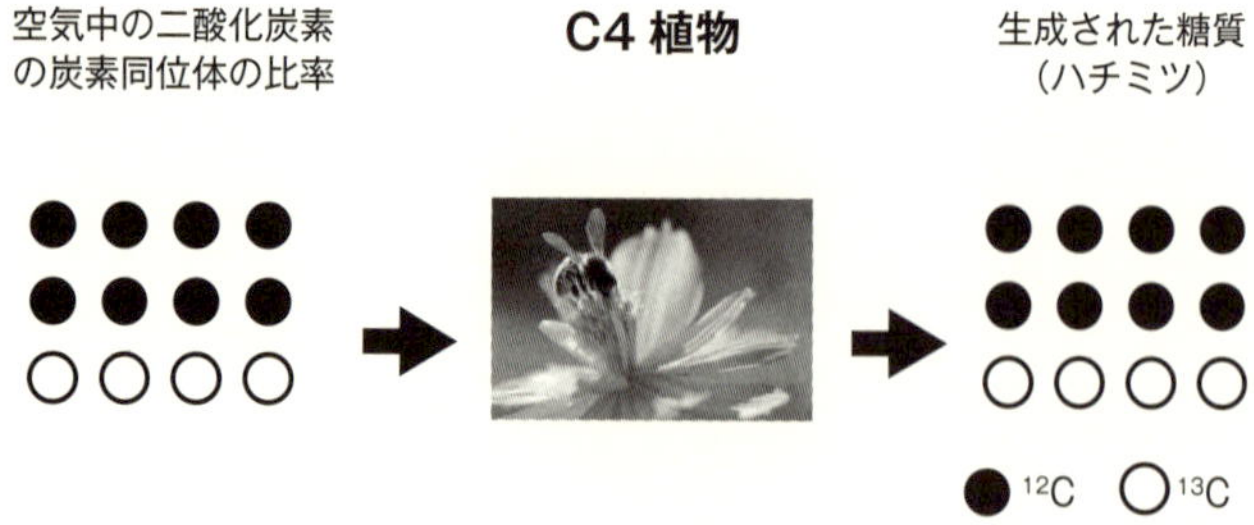

ハチミツの原料になるC4植物は、糖を合成する時に12C,13Cのいずれも使用。C3植物では作られた糖より、12Cが少なくなる。

成される糖の炭素安定同位体比率（^{13}C/^{12}C ratio=δ^{13}Cと表記）に差がでます。その差を利用して由来する植物を見分けることができます[337][338]。

この炭素同位体^{13}C/^{12}C ratio=δ^{13}Cの指標は、米国の公認分析化学者協会（Association of Official Analytical Chemists〈AOAC〉）では、δ^{13}C values＞−23.5‰でハチミツにシロップが混じっていると判断しています[339]。δ^{13}Cの指標の単位である「‰」（パーミル、per mille）は千分率を表し、1‰＝10^{-3}＝1/1000＝0.001＝0.1パーセントになります。

また、C4の糖の割合が7パーセント以上あるいは、マイナス7パーセント以下の場合も、ピュアー・ハニーでないことの指標となります[340][341]。「マイナス7パーセント」の意味は、論文中には記載されていませんでしたが、おそらく本来ピュアー・ハニーにもC4の糖が少量含まれていますが、その量よりも少ない（マイナスパーセントで表示）ことも本物とニセモノを見分けるには有用であるということと認識しています。

なぜなら、甜菜《てんさい》の砂糖やジャガイモ由来の果糖ブドウ糖液糖（HFCS）は、C3植物由来のためC4の糖の割合が低くでます。これは本物のハチミツとして判定されることになります。したがって、ハチミツ以外のC3植物由来の糖質と区別するためにも、C4の糖の割合があまりに低い（マイナス7パーセント以下）こともピュアー・ハニーを見分ける

［図35］市場で販売されているハチミツの実態

Sample No.	Countries	$\delta^{13}C_{honey}$ (‰) Criterion[10]: <−23.5[a]	$\delta^{13}C_{protein}$ (‰)	$\delta^{13}C_{h-p}$ (‰) Criterion[8,15,17-20]: ≤1[b]	C-4 sugar (%) Criteria[11,12]: ≤7[c] or >−7[d]
M-AUS-25	Australia	−26.40 ± 0.05	−25.21 ± 0.06	−1.19	***−7.66***[d]
M-AUS-26	Australia	−26.74 ± 0.06	−25.62 ± 0.14	−1.12	***−7.02***[d]
M-AUS-27	Australia	−26.66 ± 0.04	−25.10 ± 0.18	−1.56	***−10.14***[d]
M-AUS-28	Australia	−25.33 ± 0.09	−26.80 ± 0.12	***1.48***[b]	***8.63***[c]
M-AUS-29	Australia	−24.37 ± 0.09	−25.44 ± 0.11	***1.07***[b]	6.80
TAS-8	Australia	−23.68 ± 0.08	−25.17 ± 0.09	***1.49***[b]	***9.64***[c]
TAS-9	Australia	−23.84 ± 0.06	−25.22 ± 0.26	***1.38***[b]	***8.91***[c]
AS-36	China	−25.25 ± 0.06	−23.70 ± 0.09	−1.55	***−11.04***[d]
AS-37	China	***−15.52***[a] ***± 0.04***	−23.71 ± 0.10	***8.18***[b]	***58.43***[c]
AS-38	India	−24.68 ± 0.11	−27.02 ± 0.12	***2.34***[b]	***13.52***[c]
AS-39	Indonesia	***−21.58***[a] ***± 0.06***	−26.05 ± 0.17	***4.47***[b]	***27.35***[c]
AS-40	Indonesia	−24.49 ± 0.06	−27.33 ± 0.06	***2.84***[b]	***16.13***[c]
AS-41	Iran*	***−17.47***[a] ***± 0.22***	−22.30 ± 0.20	***4.83***[b]	***38.30***[c]
AS-42	Iran	***−13.35***[a] ***± 0.07***	−23.07 ± 0.12	***9.71***[b]	***72.66***[c]
AS-43	Iran*	***−17.42***[a] ***± 0.04***	−22.94 ± 0.13	***5.52***[b]	***41.72***[c]
AS-44	Iran	***−19.45***[a] ***± 0.17***	−23.07 ± 0.14	***3.63***[b]	***27.13***[c]
AS-45	South Korea*	***−20.94***[a] ***± 0.16***	−27.53 ± 0.20	***6.58***[b]	***36.93***[c]
AS-46	China	***−15.50***[a] ***± 0.02***	—	—	—
EU-47	Greece*	−24.31 ± 0.10	−25.67 ± 0.14	***1.36***[b]	***8.50***[c]
EU-48	Hungary	−24.77 ± 0.06	−25.97 ± 0.16	***1.19***[b]	***7.32***[c]
EU-49	Macedonia*	***−17.46***[a] ***± 0.08***	−22.49 ± 0.03	***5.03***[b]	***39.30***[c]
EU-50	Macedonia*	***−17.68***[a] ***± 0.10***	−23.13 ± 0.14	***5.44***[b]	***40.55***[c]
EU-51	Romania*	−24.84 ± 0.004	−25.92 ± 0.12	***1.08***[b]	6.64
EU-52	Serbia*	***−17.37***[a] ***± 0.04***	—	—	—
OA-53	New Zealand*	−25.13 ± 0.09	−23.66 ± 0.06	−1.47	***−10.55***[d]
OA-54	New Zealand*	−25.58 ± 0.20	−26.78 ± 0.06	***1.20***[b]	***7.04***[c]

（*Sci Rep. 2018 Oct 2;8(1):14639*）

ピュアー・ハニーの見分け方は、数種類の指標や方法を組み合わせることで可能になる。

には重要になるのです。

　これらの指標を用いて世界中一九か国のマーケットで販売されているハチミツ（commercial honey）九五個を調査した研究があります［342］。この調査では、アジアのハチミツは五二パーセント（中国〈3／7〉、韓国〈1／1〉、インド〈1／2〉、インドネシア〈2／2〉、イラン〈4／4〉）、ヨーロッパでは三五パーセント（マケドニア〈2

／3〉、ルーマニア〈1／2〉、セルビア〈1／1〉、ギリシャ〈1／5〉、ハンガリー〈1／3〉〉、南半球では、一八・四パーセント（オーストラリア〈5／29〉、タスマニア〈2／9〉、ニュージーランド〈2／2〉）がシロップ・ハニーでした。

また炭素同位体以外にも、ハチミツに含まれるミネラル（特にカリウム）、タンパク質、有機酸による電気伝導性（Electrical conductivity, EC）やアミノ酸（プロリン）も花蜜から作られるピュアー・ハニー（blossom honey, botanicla origin of honey）の良い指標になります[343]。

ハチミツの電気伝導性（ＥＣ）については、ＥＵの基準で最大で0.8 mS/cm（Council Directive 2001/110/EC, hereafter the EU Directive）はなければならないとしています。ハチミツの乾燥成分には、約一パーセントのアミノ酸が含まれますが、その大半（五〇～八〇パーセント）が「プロリン」というコラーゲンにも多いアミノ酸です。プロリンの含有量が180mg/kg（180 μg/g）以上というのが国際基準として受け入れられています[344][345]。

純粋のアカシアハチミツにショ糖などを混ぜたものと比較した研究が報告されています[346]。この研究では、ショ糖を混ぜると、ジアスターゼ（diastase）活性、プロリン、電気伝導性（ＥＣ）、フルクトース含有量などが低下する結果が出ています。

［図36］ハチミツの国際基準

指標	Directive 2001/110 EU ハチミツ（blossom honey）		ハニーデュー*	Revised CODEX 2001
湿度	<20	*Calluna* and baker's honey <23Baker's honey from *Calluna* <25	<20	The same No indication for baker's honey
フルクトース＋グルコース	>60	–	>45	The same
ショ糖	<5	*Robinia, Medicago, Banksia, Hedysarum, Eucalyptus, Eucryphiaspp*, and *Citrus* <10*Lavandula* & *Borago* <15	<5	The same
水不溶性成分	<0.1	Pressed honey <0.5	<0.1	The same
電気伝導性 mS.cm^{-1}	<0.8	*Chestnut, Arbutus, Erica, Eucalyptus, Tilia, Calluna, Manuka* and *Melaleuca*	>0.8	The same
遊離酸 meq.kg^{-1}	<50	Baker's honey <80	<50	The same
ジアスターゼ活性 DN**	>8	baker's honey and honey with low natural enzyme content: >3 when HMF is less than 15 mg.kg^{-1}	>8	Honeys with low natural enzyme content: > 3 DN
HMF mg.kg^{-1}** ハイドロキシルメチルフルフラル	<40	baker's honey Honeys of tropical climate and blends of these honey <80	<40	Honeys of tropical climate and blends: < 80

*Honeydew honey and blends of honeydew honey with blossom honey.
**Determined after processing and blending.

Journal of Apicultural Research 2018, 57(1):88-96

ハチミツの国際基準としてEUおよびコーデックス委員会（WHO）の２つがあるが、ほぼ同じである。その他、各国に独自の基準（規制）がある。

最近では、近赤外線分光分析（visible-near infrared spectroscopy）、イオン移動度分光分析（ion mobility spectrometry）、示《し》差《さ》走《そう》査《さ》熱量測定《ねつりょうそくてい》（Differential scanning calorimetry、DSC）に様々な統計分析（線形判別分析（Linear Discriminant Analysis〈LDA〉）、主成分分析法（Principal Component Analysis〈PCA〉）、階層的クラスター分析（Hierarchical Cluster Analysis〈HCA〉）など）を用いた計量化学（ケモメトリックス、chemometrics）を組み合わせることで、ピュアー・ハニーに何パーセントの果糖ブドウ糖液糖（HFCS）が混入されているかまで判別できるようになっています[347][348][349]。

最後にハチミツの国際基準を掲載します。ハチミツの国際基準としてEUおよびコーデックス委員会（WHO）の二つがありますが、ほぼ同じです。その他、各国に独自の基準（規制）があります。

8　加熱・長期保存の加工ハチミツの特徴

ハチミツの加熱は、殺菌、固体の液体化や色を濃くする等の目的で広く行われています。もちろん、ピュアーハニーの質は加熱で低下していきます。ハチミツを加熱すると変化する指標があります。まず減少するものとして、ジアスターゼ（diastase、ダイアステース）活性、プロリン（アミノ酸）、フェノール化合物です。一方、増加するのは、ヒドロキシメチルフラルデヒド（5-hydroxymethyl-2-furaldehyde, 5HMF）、ハチミツの色の濃さ（→colour value = browning）、抗酸化活性（antioxidant activity）、pHなどです。

特にヒドロキシメチルフラルデヒド（5HMF）は、フレッシュなピュアー・ハニーにはほとんど含まれません。温度が適切（四〇℃以下）で保管期間がそれほど長くなければ、フレッシュなピュアー・ハニーにヒドロキシメチルフラルデヒド（5HMF）が形成されてもごく微量になります[350]。ＥＵの基準（EU Directive）では、ハチミツに含まれるヒドロキシメチルフラルデヒド量は40㎎／kg以下です。

ちなみに、ハチミツに転化糖（invert sugar）を混ぜている加工ハチミツ（偽ハチミツ）があります。転化糖とは、ショ糖を加水分解してフルクトースとグルコースにしたものです。この転化糖をハチミツに混ぜることによっても、加熱と同じようにヒドロキシメチルフラルデヒドが増加します[351]。

ヒドロキシメチルフラルデヒド（5HMF）は、人体にとってもハチたちにとっても発ガン性のある毒性物質です[352][353]。果糖ブドウ糖液糖（HFCS）を働きバチに与えると問題になるのは、果糖ブドウ糖液糖に含まれるヒドロキシメチルフラルデヒドによる悪影響も関係しています。

ハチミツ内で加熱によってヒドロキシメチルフラルデヒドが形成される度合は、ハチミツの水分量が多いほど高くなります。ヒドロキシメチルフラルデヒドは、ハチミツに含まれるフルクトースやグルコースが脱水を受けて形成されます[354]。

長期保存で問題になるのは、ハチミツに含まれる水分量です。なぜなら、水分量が多いとハチミツ内で発酵が進むからです。これもＥＵの基準では、ハチミツの水分含有量は二

○パーセント以下と定められています。ヘザーハニー（heather honey）だけはその例外で、二三パーセント以下と決められています[355]。

ハチミツの水分量が多いとイースト菌による発酵が進みます。その結果、ハチミツ内にアルコールが産生され、さらにそれが酸化されると酢酸になるため、苦みと酸味を感じるようになります[356]。

加熱の他にも、ハチミツを遠心分離やろ過処理したものもあります。ハチミツにこのようなフィルタリングをかけることもラベル表示するように指導されています[357]。この場合は、ジアスターゼ（diastase）活性、プロリン、フェノール化合物量、ヒドロキシメチルフラルデヒド（5HMF）、ハチミツの色の濃さ（colour value）、スクロース（ショ糖）、フルクトース、グルコース、pH、ミネラル成分（ヒ素、ホウ素、カドミウム、クロム、鉄、カリウム、マグネシウム、ナトリウム、リン、硫黄、亜鉛）のすべての成分量が低下します。

保存中のハチミツの瓶の底に結晶ができることがあります。これは、主にグルコースと水分による作用です。フルクトースはグルコースより水に溶けやすいため、グルコースの濃度が高く、水分が少ないハチミツほど結晶化が起きやすくなります[358][359]。したがって、フルクトース濃度が高い果糖ブドウ糖液糖（HFCS）を混ぜると、結晶化が起きにくくな

［図37］ハチミツのグリホセート残留

	調査対象国					
	米国	米国	エストニア	スイス	米国	カナダ
分析方法	ELISA	LC-MS/MS	LC-MS/MS	LC-MS/MS	ELISA	LC-MS/MS
調査ハチミツ	Various countries of origin	Mainly from USA	Estonia	Not specified	Mainly from USA (Hawaii)	Mainly western Canada
サンプル数	69	28	33	16	85	200
残留数 (%)	41 (59.4%)	17 (60.7%)	3 (9.1%)	15 (93.8%)	24 (28.2%)	197 (98.5%)
LOQ (μg kg^{-1})	15	10 to 16	50 (LOD = 10)	1	15	1
最大残留 (μg kg^{-1})	163	653	62	15.9	342	49.8

LOQ（limit of quantitation）：グリホセート検出可能の最小値

Food Addit Contam Part A Chem Anal Control Expo Risk Assess.
2019 Mar;36(3):434-446

世界各国のハチミツにグリホセート（およびその代謝産物）の残留が認められている。

るのです（ハチミツがサラサラした感じになる）。

また保存中にコンスタントにハチミツを動かすと、静置しているものよりも五〜六倍の速さで結晶化が起こります[360]。

9 ハチミツに残留するグリホセート

ハチミツに混ぜられる、あるいは残存する果糖ブドウ糖液糖やショ糖シロップよりも、問題になるのが、農薬の残留です。今、世界中で最も使用量の多い農薬は、グルホセート（glyphosate）です[361]。カナダでは、このグリホセートが主成分として入っている商品は、私たちがよく知っている『ランドアップ』以外にも一八〇種類以上にものぼります[362]。実際にカナダのハチミツは、世界でもトップレベルのグリホセート（およびグリホセートの代謝産物）残留量が高いことが報告されています[363]。ただ、今までの検出法では、グリホセートの代謝産物までは追跡していないという欠点があります。グリホセートの代謝産物まで検出すると、もっと多くのハチミツがグリホセートに汚染されていることが明確になるでしょう。

グリホセートは、もちろん私たち人体にもハチミツ以外でも農作物や汚染された食品や飲料水を通じて蓄積しています[364][365][366]。そして、グリホセートは人体に発ガン作用などの影響を与えます[367][368]。

働きバチもグリホセート（農業に使用する通常量）に暴露すると、脳の機能障害が起こり、ナビゲーション能力に障害が出ます[369]。これはひいては、ミツバチのコロニー全体の崩壊につながります。

10　ハチミツに残留するその他の物質

遺伝子組み換え作物の栽培を禁止しているポーランドの研究では、グリホセートは検出されないまでも、他の農業に使用される農薬、殺虫剤、ダニ駆除剤（miticide, acaricide）、防カビ剤（抗真菌剤、fungicides）がハチミツに高率に検出されています[370]。なんと調査した一五五個のハチミツのうちの八五パーセントに、少なくとも一つの農薬、殺虫剤、ダニ駆除剤が検出されています。そしてその検出された薬剤の種類は、二〇〇以上にものぼります。

ハチのコロニーに高率に検出される農薬のうち、グリホセートの次に多いのが、ネオニコチノイド系（cyano-sbusutituted neonicotinoids）のものです。クロチアニジン（clothianidin）、イミダクロプリド（imidacloprid）、アセタミプリド（acetamiprid）、チアクロプリド（thiacloprid）、チアメトキサム（thiamethoxam）などがあります。

これらのネオニコチノイド系農薬（殺虫剤、insecticides）も働きバチのナビゲーション能力を低下させます[371][372]。ネオニコチノイド系は、神経系のアセチルコリン受容体（シナプス後膜、postsynaptic membrane）に結合して、神経の電気の流れをブロック（depolarization）します。この神経の電気の流れをブロックすることで感覚の統合や学習という高次脳機能がダメージを受けるのです[373][374][375][376]。

さらに、ネオニコチノイド（チアメトキサム）は体内で代謝される過程でホルムアルデヒド（ALEsを作る）を発生させることで、生命場をシックネス・フィールド（病気の場）に変えます[377]。

また、ネオニコチノイドは私たちの細胞に作用して、エストロゲンを産生させることが報告されています[378]。具体的には、アロマテース（aromatase）というエストロゲンを合成する酵素が活性化されます。このネオニコチノイドによる食品汚染も乳ガンや子宮ガンの近年の増加および若年化に関与しているでしょう。

ネオニコチノイドは脂肪組織を肥大させる（脂肪合成をアップさせる）作用があることも報告されています[379]。ミツバチだけでなく、ネオニコチノイドのハチミツへの残留も人体に甚大の影響を与えます。

防カビ剤もハチミツに高率に検出される危険物質です。クロロタロニル（Chlorothalonil）、アゾキシストロビン（Azoxystrobin）、フォルペット（folpet）などの防カビ剤は、ミツバチのミトコンドリアの糖のエネルギー代謝（oxdative phosphorylation）や肝臓のデトックス機能をブロックすることで、甚大な影響を与えます[380]。

興味深いことに、バイオ農薬（Biopesticide、バイオペスティサイド）と呼ばれる微生物や天敵を利用した農薬でも、防カビ剤とまったく同じ作用をミツバチに与えることが報告されています[381]。この防カビ剤やバイオ農薬がミツバチに与える影響は、プーファ（多価不飽和脂肪酸）やエストロゲンが私たちヒトに与える影響（糖のエネルギー代謝の低下、肝機能障害など）とまったく同じということです。

農薬といわれるものは、化学合成（化学農薬）であろうが、自然の微生物を利用したもの（バイオ農薬）であろうが、ミツバチたちに深刻なダメージを与えるのです。

農地の近くと自然の中にある養蜂場で、ミツバチのコロニーでの農薬の残留を二年間にわたって調査した研究があります[382]。コロニーの中の農薬の残留を測定するのに、ビーブレッド（beebread、蜂パン）を検査しています。ビーブレッドは、ミツバチが花粉とハチミツを混ぜて作り出すもので、幼虫の栄養源となります。コロニーの外の残留農薬を測定するのに巣の主成分である「ビーワックス（Beeswax、蜜蠟《みつろう》）」を検査しています。

ビーブレッド（蜂パン）の汚染は、農場の近くでは自然の中にあるものより、六〜七倍の農薬汚染が認められました。有機リン系のクマホス（Coumaphos）、殺虫剤のアミトラズ（amitraz）（モノアミンオキシデース阻害）は、農場の近くにある巣のビーブレッドのほぼすべてから検出されています。

そして、かんきつ類の花が咲く時期にまいた有機リン系のクロルピリホス（Chlorpyrifos）

とジメトアート（dimethoate）もその時期のビーブレッドの主な農薬残留成分になることが確認されています。

ビーワックス（蜜蠟）については、農場近くと自然の中にある巣のいずれもが、有機リン系のクマホス（Coumaphos）、クロルフェンビンホス（chlorfenvinphos）が検出されています。しかし、いずれも、農場や養蜂場で調査期間中に使用していない農薬です。ということは、昔の農薬の残留がビーワックスには蓄積されていくことを示しています。

この研究では、農場の近くで死亡したミツバチの死体の残留濃度も調べています。ミツバチの死体には、有機リン系のクロルピリホス（Chlorpyrifos）、ジメトアート（dimethoate）、オメトエート（omethoate）だけでなく、ネオニコチノイドのイミダクロプリド（imidacloprid）が検出されています。

11　「蜂群崩壊症候群」(Colony Collapse Disorder, CCD)

このように農業で使用する農薬によって、ミツバチの死亡率が高くなります[383][384][385]。これらの農薬、殺虫剤などの化学物質によって、ミツバチの免疫系がかく乱されて、感染症に罹りやすくなるのは当然です[386]。養蜂家の不適切な処置（ダニ駆除剤の投与など）も同じくミツバチのコロニーを減少させます[387][388][389][390]。

前述したように幼虫の成長こそが、ハチのコロニーを持続させる最大のファクターです。現在の大規模農業に代表されるように、単一品種の穀物などの植物の花粉では、とうていハチミツの幼虫の成長をまかなえません。

さらにネオニコチノイド系の殺虫剤などは、ミツバチの内分泌系をかく乱（endocrine disruption）します[391]。このことによって、女王バチの妊娠率や雄バチ（ドローン）の精子の質・量ともに低下します。また、養育バチ（nurse bee）から花蜜を探して採取するハチ（foragers）への変化も影響を受けます。

また注意しなければならないのが、WiFiや携帯電話などの電磁波です。第二世代の携帯電話（GSM band at 900 MHz）の電磁波でさえ、ミツバチの卵からのふ化率や幼虫の成長を妨げることが分かっています[392]。

以上のような要因が重なって、ハチミツのコロニーが維持不可能なレベルになって消失していく「蜂群崩壊症候群」(Colony Collapse Disorder, CCD）が起こります[393][394][395][396]。

ミツバチが様々な環境ストレスに適応していくには、ミツバチの種や個体にバリエーシ

[図38] 西洋ミツバチ（Apis mellifera）の世界分布

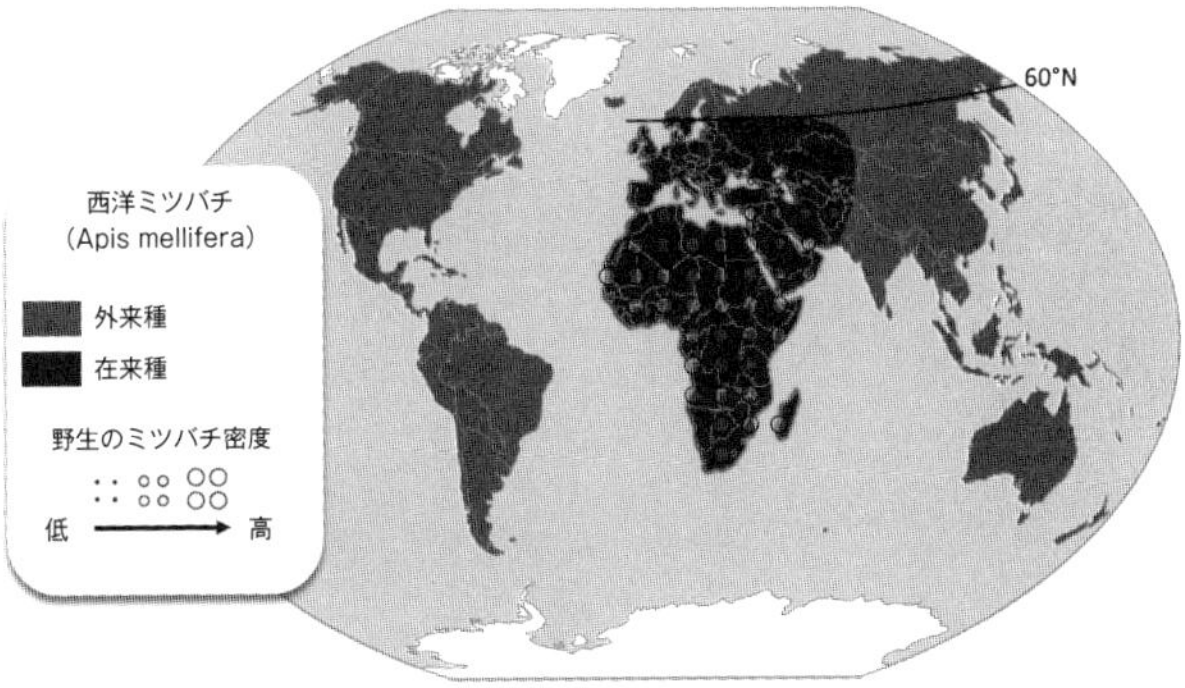

Trends Ecol Evol. 2019 May 6. pii: S0169-5347(19)30117-X

西洋ミツバチ（Apis mellifera）は、アフリカとヨーロッパの一部以外の世界各国ではすべて外来種である。ヨーロッパの西洋ミツバチはアフリカの在来種よりバリエーションが少ない。

ヨンがある方が有利です[397][398][399]。ヨーロッパのミツバチ（Apis mellifera）は、アフリカの同じミツバチよりバリエーションが少ないため、環境ストレスに弱くなっています[400][401]。元々、ミツバチはアフリカから世界各国に拡大していったという仮説がありま す[402]。また、アフリカ以外の国では土着のミツバチが駆逐されて、外来種のミツバチが主体となっています[403]。

環境ストレスに強いミツバチを保護するためには、もうこれ以上環境を破壊してはいけません。ミツバチのバリエーションや生存も、私たち人類と同じく環境に依存しているからです。

また、コロニーの崩壊を防ぐためには、幼虫の成長に十分な栄養環境があることも必要になります。そのためには、ミツバチの周囲に多様な花の種類があることが必須です[404]。花蜜や花粉の「量」よりも、花粉の多様性という「質」が大切になってきます。私が、人類には食べ物の量より質が大切（「原始人食」の本幹）とお伝えしていることとまったく同じです。

結局、「蜂群崩壊症候群」（ＣＣＤ）を防ぐためには、単一の農薬や殺虫剤にだけ注目する近視眼的な視点ではなく、私たちを取り巻く環境といかに共存していくかを総合的に考えないといけないという臨界点にまで来ているのです。

12 フローラル・ハニー以外のハチミツ

一般的なハチミツはいわゆる西洋ミツバチ（European honeybees〈Apis mellifera〉）が作るフローラル・ハニー（花蜜をミツバチが摂取してできるハチミツ）ものでした。日本では日本ミツバチです。その他にも、針をもたないミツバチ（stingless bees、スティングレス・ビー）が存在し、そのハチミツ（stingless bee honey、スティングレス・ビー・ハニー）もマヤ文明など古《いにしえ》の時代から発熱、傷などの治療に利用されています[405][406]。

スティングレス・ビー・ハニー（stingless bee honey）は、水分量は他のフローラル・ハニーより多いですが、フルクトース、グルコースなどの糖質は、ほとんど他のフローラル・ハニーと変わらない量が入っているものがあります[407][408]。

スティングレス・ビー・ハニーも発酵が進むと、本来の黒褐色（brown）から黄褐色（amber brown）に色が変化します。この発酵が進んだものでは、糖分が少なくなり、有機酸が多くなるため、酸っぱくなってきます。

スティングレス・ビー・ハニーも他のフローラル・ハニーと同等の作用をもっています[409][410]。スティングレス・ビー・ハニーの利点は、水分量が多いため、ドリンクにして飲みやすいことです。私は、トレーニング中のドリンクには、このスティングレス・ビー・ハニーと塩、ショ糖、コラーゲン粉末を混ぜたものを愛用しています。

ハチミツにはフローラル・ハニー以外にも、樹木の蜜（カメムシやアブラムシの分泌液）を集めたハニーデュー・ハニー（honeydew honey）もあります。このハチミツは、別名「フォレスト・ハニー（forest　honey）」とも呼ばれています。

このハチミツの特徴は、花蜜からではなく、樹木の蜜なのでハチミツに花粉を含まないことです。花粉には、ファイトアイソプラストン（phytoisoprastone）というオメガ3の過酸化脂質が入っており、糖のエネルギー代謝が低下している場合は、アレルゲンとなり得ます（拙著『オメガ3の真実』参照）。

したがって、花粉症などのアレルギーがある人や糖のエネルギー代謝が低下している人には、ハニーデュー・ハニーはお勧めです。ハニーデュー・ハニーもフローラル・ハニーと比べても遜色ない健康効果を持っています[411][412][413]。

ハニーデュー・ハニーが他のフローラル・ハニーと比べて劣る点は、糖質全体とくにフルクトースとグルコース量が少ないことです。そしてオリゴ糖が比較的多いことから、リーキーガットがある場合は小腸内でバクテリアが増殖するため、お勧めできません（『慢性病は現代食から』参照）。

このようにハチミツも目的に応じて使い分けると一層効果的です。次章では、実際に私たちが慢性病の根治に使用しているハチミツをご紹介していきます。

第5章
ハチミツ選び実践編

はじめに

自然療法家でハチミツ療法を実践している有馬ようこです。食事療法やハーブ、精油やフラワーエッセンス、レメディや鉱石、光線療法までいろいろなものを家庭の薬箱に取り入れています。そんな我が家の薬箱の中で最も活躍しているのがハチミツです。言葉を変えると、「ハチミツを普段からよく食べていることで、病気知らず」と言ったほうが正しいかもしれません。

私は自然療法や体の免疫のことを教えはじめて二〇年が経ちますが、ずっとテキストに盛り込めなかったことがあります。「糖は美味しい未病薬だ」ということです。

世の中では、甘いものは「病を作るもの」として嫌われている風潮が非常に根強く、この20年というもの、「砂糖は悪である」という認識がたくさんの健康情報の流行とともに広がりました。甘いものの悪影響がどれほどたくさんの文献や論文に取り込まれていることでしょう。

「砂糖」と呼ばれているものと、私の好きな「甘いハチミツ」は違うものです。ただ純粋に、私はハチミツが好きだったので、毎日の生活に取り入れてきました。

さて、私とハチミツの出会いについて少しお話ししたいと思います。

私は子どもの頃から甘いものが大好きで、故郷の屋久島のおやつである「あくまき（もち米を葉っぱに包んで蒸したもの）」に細かく砕いた黒糖をまぶして食べるのが大好物でした。大きくなってから夏休みに屋久島を訪れている間中も、その黒糖まみれのあくまきを食べて過ごしていました。

ティーンになって、医師で中医師でもあった祖父の影響から自然療法に興味が湧き、紅茶やハーブティーに夢中になりました。ハーブティーに添えられるハチミツの意味を知り、また黒糖とは違った滑らかな美味しさに感動し、そこからハチミツとの長い蜜月が始まります。もう三三年も前の話です。

気がつけば、自宅の台所のキャビネットには常時二〇〇本以上のハチミツが並ぶようになりました。採取される地域によって、同じ名前の「アカシアのハチミツ」だとしても味は明らかに違うし、ハチミツの色もテクスチャーも違います。百花蜜という名前のハチミツを見かけることがあると思いますが、採れた場所に生育している植物によって味も色も全然違うのです。

たくさん集めた中でも、口に入れて美味しいと思うハチミツもあるし、まずくて食べられないハチミツもあります。不思議なことに、昨日「まずい」と感じたハチミツを、今日は「美味しい」と感じることもあり、「それはどうしてなんだろう？」という疑問の答えも探してきました。

こうして、今でも気になるハチミツを見つけては、生産者に問い合わせて取り寄せています。毎日ハチミツを食べ続けていると、新たな疑問がどんどん生まれ、ますます知りたくなってしまい、ハチミツの収集を止められないのです。五〇歳を超えましたが、エネルギーに満ちている自分に、「どうやら私が日々実践してきたことは体の健康のことにおいては間違えていない」と自信を持っています。

黒糖やハチミツのような甘いものばかり食べる私が、なぜ、虫歯もできなかったし、太らないし、体温も高く、エネルギーに満ちているのでしょうか？

その疑問が、五年前にパッと解決しました。自然療法や体の免疫のことを教えはじめて一五年が経ったその頃、改めて体の生体反応についての知識を洗い直しはじめて、「体と宇宙についての法則」に気がついたからです。崎谷医師の基礎医学が大きなヒントになったことは言うまでもありません。

ハチミツは、「糖」のことを理解し、生化学反応的にどう作用するのか？ということがわかると、「なぜ、健康にいいとされるのか」がよくわかると思います。

・その昔からたくさんの国の王様が、古い時代からハチミツを魔法の薬として珍重してきたのはなぜなのか？

・古代の女王たちが、ハチミツという秘薬を使って、どうやって美を保ってきたのか？

「ハチミツという自然の恵みが、私たちの体にどういう影響を与えるのか」に対する答えを、ハチミツとの蜜月期間が三〇年以上経った今だからこそ自信を持って伝えられると思っています。この本を読み終わる頃には、みなさんが甘いものへの罪悪感を吹き飛ばして、ハチミツともっと仲良くなれると嬉しいです。

1　ハチミツを選ぶ基準

ハチミツ選びのポイントとして必ず確認してほしいのが、以下の七項目です。

1　蜜蜂に人工的に餌を与えていないこと

ハチミツの収穫量を増やすため、蜜蜂に餌として砂糖水やトウモロコシなどから人工的に作るブドウ糖果糖液糖といった甘味料を餌として与えている場合があります。蜜蜂たちは自分たちの食料としてそのシロップ甘味料を食べますが、必要以上の分は巣穴に貯蔵し始めます。結果として、ハチミツには花の蜜だけではなくシロップが混じってしまう恐れがあります。

ハチミツは蜜蜂の活動と環境に左右される食べ物です。残念ながら、寒い季節が訪れる地域で、養蜂を行っている場所が森ではないとすると、注意しなくてはいけません。冬には花が咲かないので、蜂はいなくなります。蜂のためのシロップバーが販売されていることからもわかるとおり、〝安定的〟に花ハチミツを採取しているメーカーであれば、それはシロップ入りかもしれません。冬は蜂の食べ物としてハチミツがあるのです。それだけでなく、蜂の生命力そのものがシロップで衰えることがリサーチでわかっています。単糖であるのか、ショ糖だとか合成シロップ糖なのかでエネルギー代謝が変わるのです。

2　非加熱であること

加熱されたハチミツは色、香り、風味、栄養素や効能も失われます。市販されているハチミツでも非加熱（Cold Extracted）と表記されているものを選びましょう。発酵を引き起こす酵母菌を殺すために加熱されている場合があります。流通の都合上、長期間にわたり綺麗な商品を棚に並べるための加熱です。

また、大量生産のハチミツは、そもそも生産の効率化のために加熱されています。ハチミツは加熱するとサラサラになるので各工程を速く完了することができます（4章参照）。

3　抗生剤を使用していないこと

蜜蜂に寄生するダニが世界中で猛威を振るったため、ダニを退治するために固形殺虫剤を巣箱の中に設置する養蜂業者もいます。

故意ではなくても、周囲に農薬や抗生剤をつかった作物があるような環境だと、その影響がないとは言えません。実際、中国産やヨーロッパのハチミツから抗生剤が検出されているニュースやリサーチも明るみに出てきました。

各国によって、蜂の天敵は異なりますが、その昔から蜂が生き延びてきていることを考慮すると、不自然な薬剤の投与が必ずしも必要だとは考えられません。昔から使われている殺虫剤に蟻酸があります。それさえ必要なのかどうかは人間側の考えでしかありませんが、抗生剤の投与では蜂の生体における被害は異なります。また抗生剤が混入したハチミツを、私たちも摂取することになることを忘れてはなりません。

オーストラリアやニュージーランド、またロシアにはこの寄生ダニがいません。また、寄生ダニに強い蜂も存在します。

4　花粉が入っているかどうかがはっきりしていること

もしあなたが何かしらの病態（エネルギ代謝の低下から生じる様々な不調）を抱えていて、それらを改善するためにハチミツを食べる場合には、花粉にも十分な注意が必要です。

まず、ハチミツには花粉が入っている種類と、花粉が入っていない種類があります。また、故意に花粉を取り除いているハチミツも存在します。

コーデックスという国際的な食品規格の定義では、ハチミツとして蜜蜂が集めていいものは以下の三つが挙げられています。

①花の蜜
②植物の生きている部位の分泌物
③植物の生きた部位からの分泌物を吸った昆虫の分泌物

いわゆる、花ハチミツ（Blossom Honey）が、①の花の蜜からできたハチミツで自然な状態であれば花粉が入っています。もう一つ、甘露ハチミツ（Honeydew Honey）というのが②と③になり、②は花粉の入りが限りなく少なく、③は花粉が入っていないハチミツになります。

花粉には環境に浮遊しているさまざまな物質が付着していますので、大気汚染、環境汚染のある地域のものだと、汚染物質も一緒に体に取り込んでしまうことになります。もし、体内の粘膜が弱っている状態であれば、花粉が血液中に入り込んでしまい、体内炎症の要因となりかねません。

また、花粉が入っているハチミツは、花粉を核として結晶化が起こります。買った時は透明だったハチミツが、底の方で白く固まっているのを見たことはありませんか？　あれが、結晶化です。結晶化自体は自然に起こる現象なので、良いも悪いもありませんが、結晶化した部分は花粉を核にしてブドウ糖が結集しています。病態にとってのハチミツの良さは、エネルギー源として効率よくブドウ糖と果糖のコンビネーションが働くことです。そもそもブドウ糖を細胞がうまく活用することができる元気な人は食べても構いませんが、病態を抱えている（糖のエネルギー代謝が低下している）人にとってはせっかくのハチミツの良さを得ることができないのは残念なことです。

結晶化している部分があるハチミツは、上部に残された果糖と結晶した部分を半々にしたくらいで食べることをオススメします。または、結晶化した残りのブドウ糖の部分は料理に使ったり、お風呂に入れたり、日用品、化粧品として活用したりすることができます。もちろん、これは合成シロップ（ブドウ糖果糖液糖）の混入していないハチミツであることが大前提です。その点だけは特に注意をして健康のためのハチミツ選びをしてください。

5　採蜜源の環境や土壌が汚染されていないこと

自然の恵みものであるハチミツは蜜蜂の活動に依存した食べ物です。私たち人間が「安全なこの花の蜜を集めてほしい！」とどんなに願っても、蜜蜂たちが飛ぶ飛距離内の環境次第でハチミツの質は決まります。

現代社会はさまざまな環境汚染があるため注意しなくてはなりません。

・農薬が散布されている田畑の近く（三キロメートル以内）ではないか。→ネオニコチノイド系の農薬の散布は特に日本では当たり前になっています。この田畑の近隣で養蜂さているハチミツの安全性が危惧されます。

・遺伝子組換え作物（GMO：Genetically Modified Orgasnisms）を育てている畑が近

くにないか。→この作物は除草の手間が省けるという理由で、「ラウンドアップ」という決まった農薬を使用します。これはグリホサートという環境ホルモン（内分泌かく乱物質）を含むので、直接的ではなくても蜜蜂たちが環境ホルモンにまみれた花粉を集めてしまう可能性があります。

・大気汚染がないか。→世界全体で工業化が進み、放射能、ＰＭ2.5（2.5μm以下の粒子状の浮遊物）、酸性雨の原因となる硫黄酸化物（SOx）や窒素酸化物（NOx）が大気中に浮遊しています。これらを排出するような工場が近くにない方が良いでしょう。

・水源汚染がないか。→生物にとってかけがえのない水は、地球上で形を変えながら循環しています。今や汚染水の排出がある環境に生育する植物の蜜では、安全なハチミツとは言えないでしょう。

6　ハチミツの濾過のプロセスができるだけ自然であること

ハチミツは、巣枠から取り出した状態では蜂の死骸やゴミなどの不純物が混じっているので、それらを取り除く工程が必要です。その工程を効率化するために、遠心分離機を使って濾過を行う場合がありますが、機械を使うことでそこに熱が生じます。

理想としては天然の生ハチミツの場合、以下のプロセスが理想的です。

・目の粗いザルを使って濾す→目の細かいザルで濾す→二重にしたチーズクロス（ガーゼ）で濾す。

この濾過の方法は古くからのやり方になりますが、実際にはこの方法でのハチミツの採取では気が遠くなるほど時間がかかります。どんな濾過方法でハチミツを採取しているのかは、現地に行って確認をするしか手がありませんが、信頼できる養蜂家の方と繋がっていく活動がもっと活発になるといいですね。

7 プラスティック容器に入っていないこと

先ほど、環境汚染がないことを条件に挙げましたが、せっかく良い環境で採れたハチミツであっても、容器がプラスティックであれば台無しです。石油から作られるプラスティック容器はＢＰＡ（ビスフェノールＡ）という物質が使用されています。この物質が保存している間に食品に移行して、それを食べると私たちは気がつかないうちに環境ホルモンを体内に取り込んでいることになるのです。

8「お気に入りは三つ」を合言葉に

現実的には、養蜂の環境についてまで養蜂家に確認している販売業者は稀のようです。非加熱であることや抗生剤が不使用であることは、ハチミツの瓶に書いてあったり、店頭で教えてもらえたりしますが、レポートの公表をして採蜜の環境まで把握している業者は非常に少ないということになります。とても残念です。また、養蜂は非常に手間がかかる畜産です。その工程を考えると、極端に価格の安いハチミツは私のお勧めできる安全なハチミツではない可能性があります。みなさんも、できる限り確認できる項目は販売業者に質問し、安全なハチミツを選んでください。

私がいつもお伝えしている合言葉に「お気に入りは三つ」というのがあります。これはハチミツに限らないのですが、どんなに害がないと思っても完璧なものは存在しないと考えます。それらがどんなに健康のサポートになる商品であると考えられても、気がつかない（気がつけない）リスクが潜んでいる可能性があります。これらの「七つの見極めのポイント」は、自分で仕入れでもしない限りは全てを把握することが難しいですし、確認し、ラボでレポートを出してもらっても、私の目の届かないところで何が起こっているかがわ

ハチミツ類の表示に関する公正競争規約（一般社団法人全国ハチミツ取引協議会）

ハチミツ	みつばちが植物の花みつを採集し、巣房に貯え熟成した天然の甘味物質。 ※精製ハチミツ又はローヤルゼリー、花粉、香料、果汁若しくはビタミンを加えたものを含むものとする。
精製ハチミツ	ハチミツから臭い、色等を取り除いたもの
加糖ハチミツ	ハチミツに異性化液糖その他の糖類を加えたものであって、ハチミツの含有量が重量百分比で60パーセント以上のものをいう。
巣ハチミツ	新しく作られて幼虫のいない巣房にみつばちによって貯えられたハチミツで、巣全体又は一部を封入したまま販売されるものをいう。
巣ハチミツ入りハチミツ	ハチミツに巣ハチミツを加えたものをいう。

かりません。

ですから、信頼できる商品に自分のお気に入りは一つではなく、必ず三つ以上選んでおいて、一つを使い終わったら二つ目のお気に入り、また使い終わったら三つ目のお気に入り、というようにローテーションで使用するものを変えてほしいです。

残念ながら、日本において、以上の七つの項目を満たすハチミツを見つけることは簡単ではありません。日本においてのハチミツの表示義務は上記の表のようになっています。

ネット上の情報では結晶化していると、本物であるとか偽物であるとかの記述がみられますが、結晶化の要因は急激な温度変化での保管、水分量、グルコースとフルクトースの含有量、花粉の有無などのコンビネーションになります。花粉の入っていないハチミツもあるのでこの議論は適切ではありません。花粉は、入っていることで、どこの国で採取されたハチミツなのかを知ることもできる重要な検体でもあります（逆説的ですが、花粉除去などの加工されたハチミツは結晶化しにくい商品になりますから、花の蜜の場合は加工されたかどうかの目安になります）。

2　ハチミツの色とその効用

ハチミツには糖度の違いがあり、色の違いがあり、また粘度・テクスチャーに違いがあります（次ページ参照）。

おそらく日本のハチミツしか食べたことがないという方は、これだけたくさんの種類や色がハチミツにあることに驚かれるかもしれません。

ハチミツの色と種類

白	サインフォイン（カザフスタン）、クローバー（カナダ）、ハニーデュー（マレーシア）、白リンデン（ロシア）
黄色	マリー（ユーカリ、オーストラリア）、ドライアンドラ（オーストラリア）、リンデン（ロシア）、ドンニック（ロシア）、アカシア（ロシア）、ペパーミント（オーストラリア）、プリクリーボックス（タスマニア）、ワイルドフラワー（タスマニア）、クローバー（タスマニア）、レザーウッド（タスマニア）、シドル（イエメン）、ジャラ（オーストラリア）
茶色	ボルティア（ロシア）、ゴールデンルート（ロシア）、ジャギル（ロシア）、フォレスト（カザフスタン・ロシア）、ダンデライオン（ロシア）、くり（ロシア）、ヘザー（アイルランド）、スティングレス（フィリピン）
黒	スティングレス（マレーシア）、ワイルドハニー（マレーシア）、マウンテン（北欧）、そば（ロシア）

ハチミツの粘度・テクスチャー

白くクリーミー
白く透明
黄色くクリーミー
黄色く透明
茶色でクリーミー
茶色で透明
黒く透明

ザラザラとしたクリーミー
滑らかなクリーミー
さらっとした透明
ねっとりとした透明

3　個性的なハチミツと個性的な私たち

「ハチミツを食べてみてね！」とお話しすると、ほとんどの人は「たくさんは食べられません」と言います。聞くと、「あまり美味しくない」「喉が痒くなる」「口の中に残る」「甘いものが好きではない」など、食べられない理由がたくさんあるようです。

さて、前項で触れたようにハチミツには、いろいろなテクスチャーと甘さに種類があります。あなたの体質や今の状態によって、あなたにぴったりのハチミツは違います。必要ではないハチミツはきっと美味しくありませんし、偽物や混ぜ物の多いハチミツも体が美味しくないと知っているでしょう。

基本的に、生命体である私たちのエネルギーの原料である単糖の集合体であるハチミツは、どんな人にも、健康を維持することの杖になることは間違いありません。

さて、ここで、皆さんに質問をしたいと思います。以下の質問、あなたはどちらに当てはまりますか？

□日中はデスクワークが多く、移動はあまりない
□日頃から活動量が多い

□外食が多い
□自炊が多い

□油を使った料理（炒め物・揚げ物）が多い
□グリルや煮もの料理が多い

□野菜をよく食べる
□野菜はあまり好きじゃない

□生野菜をよく食べる
□甘いフルーツをよく食べる

□早起きだ（朝派だ）
□宵っ張りだ（夜派だ）

□お酒をよく飲む
□お酒は付き合い程度か飲まない

□タバコを吸う
□タバコは吸わない、吸ったことない

□植物性という選択が多い
□動物性という選択が多い

□どちらかというと野菜派
□どちらかというと肉派

□絶対野菜派
□絶対肉派

□オメガ３派だ
□ココナッツオイル派だ

□甘いものは極力食べない
□甘いものが大好きだ

□ケーキが好き
□和菓子が好き

□パスタやピザも美味しく食べる
□玄米派だ
□やっぱり白いご飯が美味しい

□マーガリン派
□バター派

□ホイップは植物性をチョイス
□生クリームの方が好き

□コーヒーはブラック
□コーヒーには甘いもの

□寝る前には空腹でなくちゃ
□寝る前に空腹じゃ眠れない
□カロリー低い甘味料がチョイス
□ハチミツや黒糖をチョイス

□カロリーが低いという言葉に弱い
□美味しいよという言葉に弱い

□少食ダイエット派
□ファスティングダイエット派
□食べるダイエット派

□水がたくさん飲めない
□水をたくさん飲む

□塩を取らないようにしている
□塩を結構気にしてとる方だ

□天気が悪いと体調が悪くなる
□天気が悪いと眠くなるのみ

□朝体のふしぶしが痛くだるい
□朝起きたら爽快に一日が始まる

□階段を見るとため息
□階段を見ると駆け上る

□嫌だなぁ　と思う人と一緒にいることが多い
□気持ちがいいなぁ　と思う人と一緒のことが多い

□ふと口をつくのは不満だったりする
□嬉しいなぁ、と思うことが多い

□つい、引き受ける
□嫌なことは嫌だと言ってしまう

□怒りっぽいけど、すぐ忘れる
□むかっとしても、顔に出せない

□状況に影響を受けやすい
□状況に動じない

たくさんの質問を連ねてみました。これらの質問の答えのコンビネーションは、皆さんそれぞれに違いますよね。この組み合わせが、あなたの今の体の個性（状態）を作ります。もちろん、生まれつきの性質というのもあって、そこにこれらの回答での選択を日々重ねていくことで、あなたの体の個性（状態）が決まるのです。その個性によって、美味しいと感じるハチミツも、食べたいと思う量も変わります。

風邪をひいて寝込んでいる時、普段なら美味しいなと思う食べ物を食べられなかったり、いつもなら平気な香りを受け付けられないといった経験を誰しも持っているでしょう。生命体としての人間の体は、自分が必要なものをちゃんと知っているものです。

また、ハチミツは「ハチミツ」という表記なら全部一緒というわけではありません。まずは口にしてもいい安全なハチミツを選んで、それから今のあなたにぴったりのハチミツを選びます。

どんな人も、よほど健康を損ねていない限りモーニングハニー（朝に良いハチミツ）と、ナイトハニー（夜にとるハチミツ）のチョイスは一緒でもいいのですが、何か健康状態で悩むことがあるのだったら、その体の状態に適切なハチミツを選ぶことが大切です。

代表的なハチミツの特徴と効用を見ていきましょう。

Acacia／アカシア

特徴：非常にゆっくり結晶化し、色は乳白色を帯びます。非常に甘く、繊細な味わいを持っています。

効用：エネルギー源、不眠症、解熱作用、腸や腎臓の疾患。

Alfalfa／アルファルファ

特徴：ブドウ糖（グルコース）と果糖（フルクトース）のバランスが良く、毎日の疲れを癒し安眠に効果があります。器官系の粘膜のサポーターとなります。

効用：日々のエネルギー源、抗酸化作用、生活習慣病予防、免疫力向上。

Orange／オレンジ

特徴：黄色みのある明るい色。オレンジの花を連想させるマイルドな香りがし、甘味の中に強い酸味を感じます。ゆっくりと結晶化します。

効用：睡眠を助ける。緊張と不安を軽減。

Clover／クローバー（れんげ）

特徴：白から明るい淡黄色。癖のない優しい甘味がします。グルコース（ブドウ糖）が多いので花粉とともに結晶化していきます。抗菌作用は強くないため、特にリーキーガットのトラブルを持つ人に向いています。

効用：日々のエネルギー源、傷や火傷による皮膚損傷の修復、血圧の正常化、肝臓の疾患に効果。

Sidr／シドル

特徴：黄金色。癖のない濃厚な甘みがします。Sidr（シドル）とは、アラビア語でナツメの木を意味し、生薬としても使われます。イスラム諸国の降雨量の非常に少ない乾燥地帯に力強く自生します。ビタミン、ミネラルの含有量が多く、その配合・配分も非常に優れています。

効用：日々のエネルギー源、あらゆる慢性疾患。

Jarrah／ジャラ

特徴：濃い琥珀色をしています。抗菌作用・抗真菌作用が高く、グルコース（ブドウ糖）含有量が少なく、フルクトース（果糖）の含有量が多い。皮膚、器官系の粘膜、消化管粘膜のトラブルや修復に驚くべき効果を発揮します。水分量は少なく、花粉が少ないものは結晶化しません。長期間食べ続けないようにしましょう。

効用：感染症、口内炎、胃炎、十二指腸潰瘍、火傷・傷の修復、日焼け後のお手入れに。

Stingless／スティングレス

特徴：黒く透明な色。熱帯地域に生息する針を持たない蜂が作る。スティングレスビーは、木の穴、岩の割れ目、土の下に巣を作り、巣全体をプロポリスで作り、樹脂でできた蜜ポットに蜜を貯蔵します。蜜蜂自体が非常に小さいため、花のより奥深くで蜜を集めることができるため、ミネラルやビタミンの含有量が多く、プロポリスを含みます。ハチミツの中の水分量が多く、発酵した蜜のため結晶化しません。

効用：運動をする人の、糖とミネラルの補給に。あらゆる慢性疾患、アテローム性動脈硬化症にも効果。

Sage／セージ

特徴：透明色。口に含むとマイルドな香りが立つ。ついてくる花粉の種類により、結晶化の程度は変わる。小さく角ばった結晶ができ、急速に結晶化が進む傾向を持ちます。

効用：咳止め。貧血の治療、胸やけ、消化器系の病気や肝臓の疾患に効果。アテローム性動脈硬化症にも効果。

Buckwheat／ソバ

特徴：濃い茶褐色。個性的で独特な香りがし、甘味と同時に苦味も感じます。ミネラル含有量が非常に高く、フルクトース（果糖）の含有量が多く、治療的な作用が大きい。（薄い茶色をしたソバのハチミツは、周辺の花の蜜も混ざっているものになるので、治療効果を望むのであれば、黒色に近いハチミツを選びましょう）。

効用：咳止め。貧血の治療、胸やけ、消化器系の病気や肝臓の疾患に効果。アテローム性動脈硬化症にも効果。

Thyme／タイム

特徴：少し赤みがかった明るい琥珀色。フェノール成分の印象的な香りが長く続き、酸味のある甘さを感じます。フルクトース含有量が多く水分量が少ないため、結晶化は遅い。

効用：喉の痛み、風邪、慢性的な咳などの、呼吸器系の炎症を鎮めるのに効果。

Dandelion／ダンデライオン（タンポポ）
特徴：黄金色。粘性があり、濃厚です。
効用：肝機能の強化に効果。
Dryandra／ドライアンドラ
特徴：乳白色で非常にクリーミー。東オーストラリアやタスマニアで採れるハチミツ。Banksia（バンクシア）の姉妹のような花植物で、トゲトゲの花弁を持つことから、プリックリー（トゲトゲ、針のある、の意）とも呼ばれます。
効用：感染症に効果。
Beechwood／ビーチウッド
特徴：ゴールデンシロップのような深い琥珀色。バラを思わせる香りに土の香りも漂う刺激的な香りがします。花の蜜ではなくレッドビーチウッドの樹液からなり、小さな虫が集めて酵素で変換して作られます。花粉含有量が非常に少なく結晶化しにくい。
効用：抗酸化、抗菌作用。オリゴ糖含有率が腸内細菌の環境を調整する効果が高い。
Polyflora Honey／百花蜜

特徴：百花蜜の文字通り、たくさんの種類の花の蜜からできます。地域によって集まる花の蜜の種類でその風味と色は様々。緩やかに結晶化します。
効用：即効性のあるエネルギー源に。

Forest／フォレスト

特徴：暗褐色。森に生息する蜂からとれたハチミツ。小さな虫が樹液から集めた蜜を、蜜蜂が収集して作られます。グルコース（ブドウ糖）の含有量が少なく、花粉も少ないため、非常にゆっくり結晶化するか、結晶化しません。ダークな色と花の香りが特徴で、その印象的な香りは長く持続します。強い風味と、わずかな甘味、そして強い塩味がします。別名ハニーデュー。
効用：あらゆる慢性疾患、糖尿病、肺の疾患、気管支炎に効果。

Mountain／マウンテン

特徴：暗い琥珀色。麦芽やトーストされたシリアルのような香りがし、フォレストハニーと似ているが、花からの蜜が混ざっています。印象的な香りは長く続き、かすかに塩味を感じるほどよい甘さを感じます。結晶化は遅い、または結晶化しません。

効用：風邪の予防や気管支炎の治療に効果。普段使いのハチミツとして。

Meadow／メドウ

特徴：あらゆる地域で採れるので、その環境によって風味や色が変わります。非常にビタミン含有量が多いことで知られており、アルカロイド物質を含みます。心臓や腎臓のサポーターに向いています。

効用：抗菌作用が高く、呼吸器系、消化器系、肝臓、心臓血管など、外部と接触する臓器を守る効果。風邪やインフルエンザなど感染症で弱っている時のエネルギーブースター。

Lavender／ラベンダー

特徴：軽めのテクスチャー。マイルドなフローラルアロマ。甘く、マイルドな味で、時に軽い酸味を感じます。ゆっくりと結晶化します。

効用：消化を助ける。痙攣《けいれん》的な腹痛や鼓腸に効果。

Linden／リンデン（菩提樹）

特徴：白色から濃い黄色。ハーブ特有の強い香りを持ち、口に入れてもその花の香りが持続します。グルコース（ブドウ糖）よりもフルクトース（果糖）の含有量が多く、マルトース（麦芽糖）も多いため、微生物の繁殖に影響を与えない。リーキーガットのトラブルを抱える人に向きます。Basswood honey（バスウッドハニー）とも呼ばれます。

効用：慢性疲労症候群、甲状腺機能低下、風邪や咳、不眠に効果。

Rewarewa ／レワレワ

特徴：しっかりと濃厚で力強い味わいで、くるみやスパイス、キャラメルのような香りを持っていいます。水分が少なく結晶化しにくいです。

効用：過酸化水素によるとても高い効果を持つことで知られ、体内の有害なバクテリアに対する殺菌力や細胞を修復する効果。外傷の修復に。

Rosemary ／ローズマリー

特徴：非常にクリアな色。マイルドな香り。口に含むと香りが立つ。結晶化はついてくる花粉の種類によるが、小さい角ばった結晶で急速に結晶化が進む傾向（※養蜂家によって違う）。

効用：肝臓を刺激し消化を助ける。腸や胃の疾患、潰瘍、過剰な胃酸分泌を抑えるのに効果。

Eucalyptus／ユーカリプティス

特徴：明るい琥珀色。湿った木を連想させる特徴的なアロマ。僅かに酸味を感じる甘味。中レベルの結晶化。

効用：咳止め。気管支炎、風邪、喉の痛み、咳、副鼻腔炎および喘息などの呼吸器系の疾患に効果。

4　ハチミツのすごさはフルクトースにあり

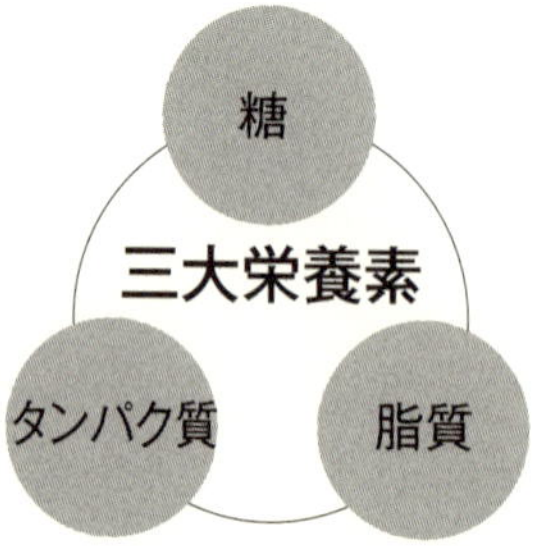

様々な文化圏で昔から、ハチミツは薬として、美容薬として、滋養強壮のエネルギー源として使われてきました。今ではその効用がハチミツの持つ抗酸化作用および抗菌性といわれることが多いです。しかし、ハチミツの組成とハチミツが体に作用するその働きを科学的に検証してみると、ハチミツの凄さは、その抗酸化作用および抗菌性ではないことがわかってきました。その機序について、本書の第2～4章で詳し

[図39] 糖のエネルギー代謝

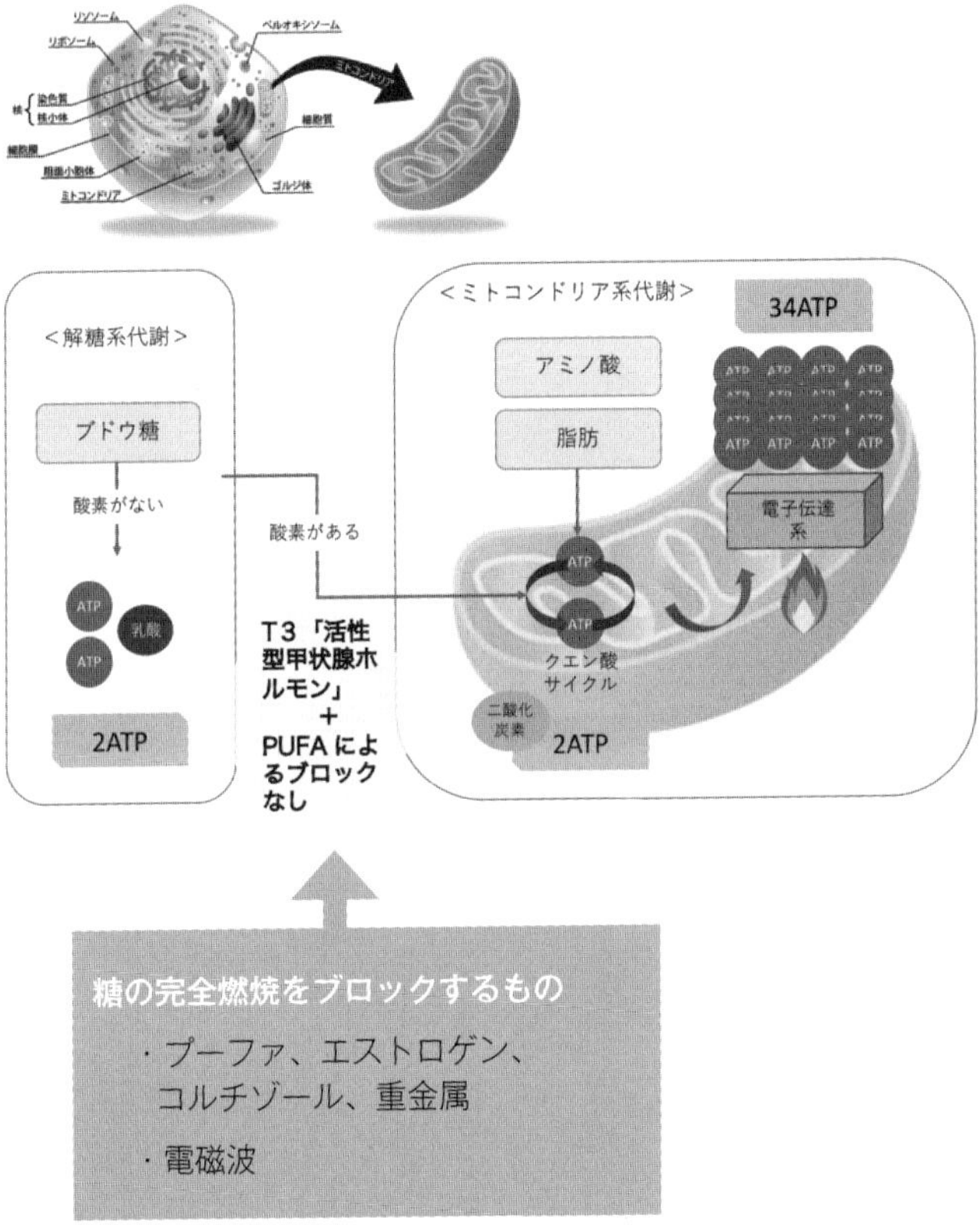

くお伝えしています。ここ5章では、今一度ハチミツの凄さの理由であった「フルクトース」について簡単にまとめてみましょう。

私たちの体は、エネルギーで動いています。朝起きて、顔を洗い、朝食を食べ、その朝食を消化し、働いて、また昼食を食べ、消化し、働いて、夕食を食べ、消化し、排泄し、その間、常に呼吸をし、脳や内臓は動いています。また、寝ていても、起きていても、呼吸、心臓の動き、体温維持などの生命活動を維持するためにエネルギーが必要です。この生命維持のために消費される必要最小限のエネルギーの総量を基礎代謝量といいます。この基礎代謝量に加えて、会社に行く、運動をする、バクテリアと共生したりするためなど日常の生活ではさらにエネルギー量を必要とします。

人間の体は、エネルギーを生み出すのに、三つの栄養素を使うことができます。その三つの栄養素が、三大栄養素と呼ばれる「糖」「脂質」「タンパク質」です。

これら三つの中で、最も効率的にクリーンなエネルギーを生産できるのが「糖」です。糖を使い、さらに糖が完全燃焼される「ミトコンドリア系」エネルギー代謝が健康な人のエネルギー代謝です。

残念ながら現代人はその食生活から、この糖の完全燃焼がブロックされている人が多いのです。糖が完全燃焼されず、エネルギーが十分に作られなければ、朝なかなか起きられない、朝起きてもダルさがある、午後遅くになるとエネルギーが切れてしまう、よく風邪をひく、一度体調を崩すとなかなか治らない、というようないわゆる慢性疲労症候群の状態になります。そしてこの状態がさらに続くと、慢性皮膚炎、リウマチ、ガン、アルツハイマーなどの現代病と呼ばれる慢性疾患に悩むようになります。慢性疲労も慢性疾患も、糖のエネルギー代謝を回せば、病気の場である体の状態を、健康の場に移行させることができるのです。

健康の場とは、体内で必要な十分なエネルギーが生産され、そのエネルギーを使って体が必要とするすべての体内での仕事が滞りなく行われている状態です。

この状態に不可欠なのが、①糖の完全燃焼です。完全燃焼とは、細胞内のミトコンドリアで糖を原料としてエネルギー生産が行われることです。この糖の完全燃焼以外に、エネルギー代謝の経路としては、②糖の解糖系代謝、③脂質のエネルギー代謝、④タンパク質がミトコンドリア内でエネルギー源として利用される、合計四つのエネルギー代謝経路があります。

［図40］のように、エネルギー生産量が最も多くかつ、最もクリーンなエネルギーを生

［図40］三大栄養素のエネルギー代謝の比較

エネルギー代謝の種類	代謝経路	エネルギー生産量	代謝産物	エネルギーが伴う体の状態
①糖の完全燃焼	ミトコンドリア系代謝	36ATP	二酸化炭素、水	健康の場。二酸化炭素がさらに糖の完全燃焼を促進
②糖の不完全燃焼	解糖系代謝	2ATP	乳酸	乳酸が糖の完全燃焼をブロック
③脂質のエネルギー代謝	ミトコンドリア系代謝	36ATP	二酸化炭素（①よりも少ない）、水	過剰の活性酸素発生によりPUFAの自動酸化で猛毒のアルデヒドが発生
④タンパク質のエネルギー代謝	ミトコンドリア系代謝	36ATP	アンモニア	人間にとっての猛毒のアンモニアを解毒するためにエネルギーが消耗される

産できる回路が、糖のミトコンドリア系代謝なのです。

この糖のミトコンドリア代謝をブロックしてしまうのが、プーファ（多価不飽和脂肪酸、オメガ3&6）、エストロゲン、コルチゾール、重金属、電磁波等になります。

そして現代人にとって、①のエネルギー生産が止まってしまう多くの原因がプーファです。プーファは、それが過剰に血中に浮遊することで糖の完全燃焼をストップさせてしまいます。

このプーファによるブロックを解除する働きを持つのが、「フルクトース」なのです。フルクトースは、グルコースのエネルギー代謝で重要な酵素であるピルビン酸脱

［図41］グルコース（ブドウ糖）とフルクトース（果糖）の代謝

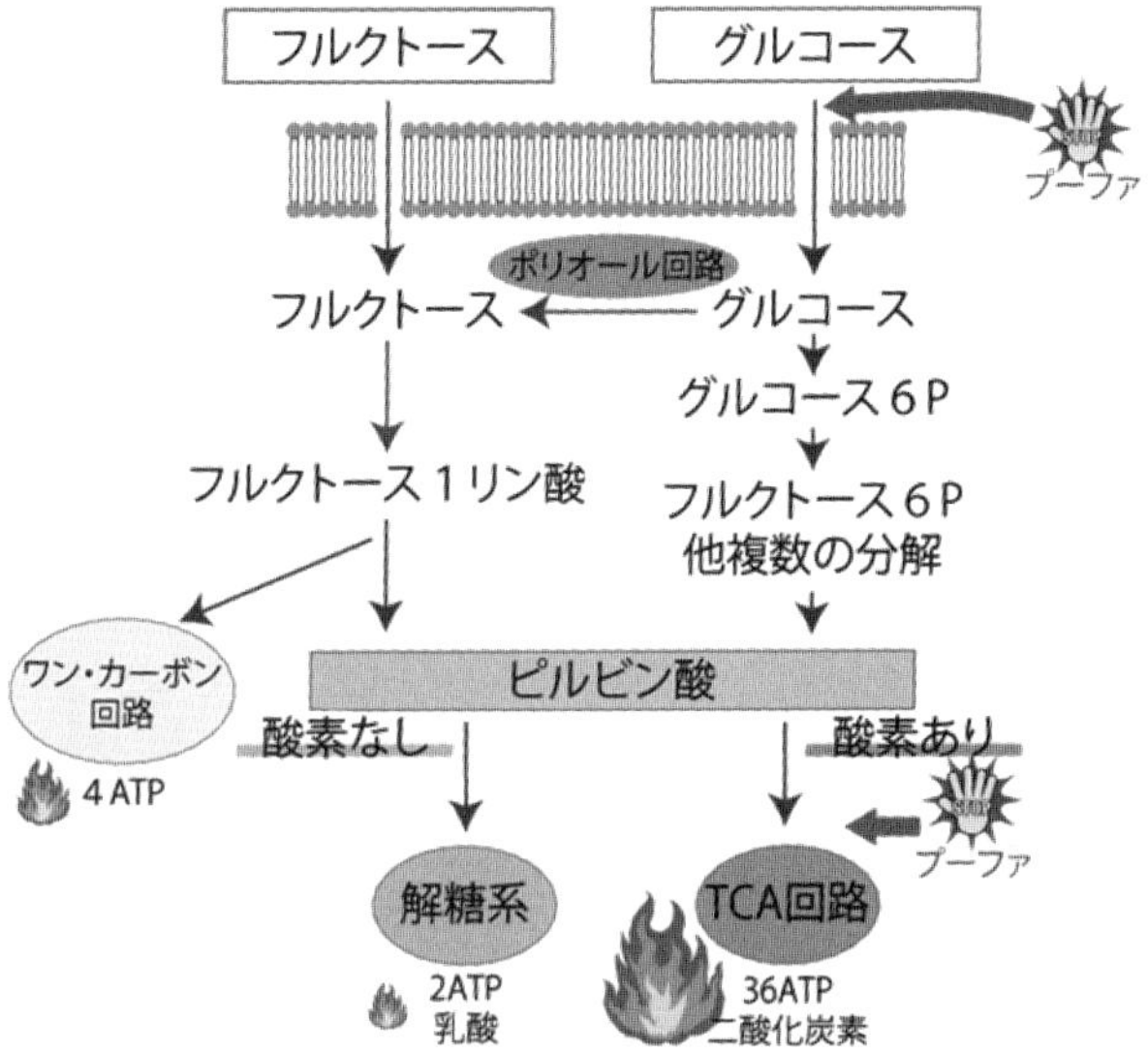

水酵素（ＰＤＨ）がプーファによってブロックされたときに、そのブロックを解除する作用を持っているのです。

糖のエネルギー代謝という観点から、フルクトースの威力をもう少し詳しくみていきます。

［図41］にあるように、フルクトースとグルコースがピルビン酸まで変換されるプロセスにおいて、大きな違いが二つあります。まずフルクトースの変換経路がグルコースに比べ極めてシンプルであることです。そして二つ目に、グルコースの代謝

経路には、二箇所においてプーファによるブロックが働きます。しかし、グルコースとは違い、フルクトースにはピルビン酸までの代謝経路でそれをブロックするものが存在しません。

フルクトースはさらに、酸素が血中に十分にない状態においても、解糖系とは別に、「ワン・カーボン回路」という回路において4ATPのエネルギーを生産していることがわかっています。

この体内におけるエネルギー生産の効率性の良さから、体は必要な時（特に低酸素状態の時）に、グルコースをフルクトースに変換する機能も持っています。それを「ポリオール回路」といいます。

このように、病気の場を健康の場に移行させ戻していく過程で、フルクトースがとても重要になってきます。このフルクトースとグルコースをとてもいいバランスで含んでいるのがハチミツです。

解糖系代謝の悪循環から、健康の場であるミトコンドリア系エネルギー代謝のフローに変えていく、体の土壌をしっかりと変えていくには二〜三年かかります。この変換ステージにおいて、フルクトースをたくさん含むハチミツを積極的に摂取することで、エネルギーフローの健全化を促進することができます。

5　ハチミツを効率的に毎日の生活に取りいれるコツ

ハチミツを一日の生活の中で使い分けて摂取すると、さらにハチミツの効用を享受することができます。黒っぽいハチミツ、黄色っぽいハチミツ、白っぽいハチミツの三種類を使って、一日のオススメの使い方を紹介します。

【健康な人の日常の健康維持に】

・朝、午前中の活動時に黒いハチミツ大さじ一～三杯、午後～夕方のホッとするひと休み時に黄色いハチミツ大さじ一～二杯、夕食後～寝る前まで白いハチミツ大さじ二～三杯。
・運動後、活動量がいつもより多かった日の疲労回復に黒ハチミツ。
・多価不飽和脂肪酸（PUFA）を含む食事をたくさんとった後、消化・代謝のためのエネルギー補給に白か黄色のハチミツ。

【よく眠れないとき】

よく眠れない人は寝る前に寝るためのエネルギー源として白いハチミツをひとすくい。夜用のハーブティーに溶かし込むのもお勧めです。

【お酒を飲んだ夜に】

お酒を飲んだ夜、気持ちよくベッドに入ったと思ったら夜中に目が覚めた！という経験をした方は多いでしょう。寝てから三時間後くらいに、お酒で生産されたアルデヒドのせいで交感神経優位にシフトし目が覚めてしまうのです。目が覚めてしまったら、アルデヒドの代謝のための酵素を発動させるのに、白いハチミツをひとすくいしてください。

【運動前・運動中・運動後】

運動前は白いハチミツ、運動後は黒いハチミツまたはミネラルが豊富なすっぱい感じのハチミツ（スティングレスビーのハチミツ）がお勧めです。スティングレスビーのハチミツはかなりサラサラしたハチミツなので、ボトルに大さじ二〜三杯のハチミツに水を加えるだけで天然の電解質ドリンクになります。または、ハニーデューハチミツとひとつまみの塩に水を加えたものも運動中の糖とミネラル補給に向いています。

【ストレスを感じたとき】

ストレスに対処するにも体はエネルギーを使います。日常的にストレス過多な人は、肝機能にダメージがある場合が多いので、夕方以降に黒ハチミツを食べましょう。冬にも白いハチミツは向いています。寒さは人間にとってはストレスや緊張感を生むので、ストレスに対処するエネルギーを確保するためです。

【体調不良のとき】

「体が何をすべきか？」という指令をスムーズに行い、指令を実行するエネルギーを補給できる黒ハチミツを食べましょう。ミネラルが豊富なことで指令がスムーズにいき、基礎代謝が上がります。

【代謝がスムーズではないとき】

代謝が悪く、体内に過酸化脂質が溜まっている人は、茶色でクリアなシドルハニーが良いでしょう。ミネラルのバランスが良いので、臓器に電気的エネルギーを与えエネルギー代謝をサポートします。

【風邪などが流行っているとき、免疫力を高めたい】

「抗菌作用が強いハチミツといえば、マヌカ！」ということになっていますが、マヌカの抗菌作用とは別の作用で病を撃退するものにジャラのハチミツがあります。ジャラはユーカリの一種で、オーストラリア西部の海岸地域に分布し、二年ごとに開花します。

6 ハチミツの抗菌度を知る

ジャラのハチミツの抗菌度を示すのには「TA」という指標が使われており、TA20+、TA30+、TA40+のものが市場に流通しているようです。

ジャラハチミツは他のハチミツよりもグルコースが少なくフルクトースが多いため、他のハチミツより結晶化しにくい特徴があります。糖尿病を患っている人にも適しています。また、長年ステロイドや免疫抑制剤を使用してきた人は、自分の免疫が働かないため炎症を起こすこともできず、防御の力が脆弱です。そういう人はそもそも感染症のリスクが高いため、二次感染を起こしやすいです。自分の免疫細胞の闘う力は抑えられてしまっているので、ジャラのハチミツの代わりに闘ってもらうために活用しても良いでしょう。

抗菌作用の高いハチミツは、傷のお手当として家庭の薬箱に用意しておくのも良いでしょう。湿潤療法の絆創膏を貼る前に、ジャラのハチミツ耳かき一杯程度を、傷や火傷に塗ると、痕が残らないで綺麗に治ります。ただし、痒みがあるような肌荒れ時には、痒みが増してしまう可能性があるのでおすすめできません。

マヌカハニーやジャラのハチミツの抗菌度の指標にＴＡ（Total Activity：トータルアクティビティ）、ＵＭＦ（Unique Manuka Factor：ユニークマヌカファクター）、ＭＧＯ（Methylglyoxal：メチルグリオキサール）などが使われます。抗菌度の高いハチミツの方が健康に良いと思っている方が多いですが、そうではありません。

このＴＡという指標の定義は以下になります。〝Total Activity is the combination of Peroxide Activity（PA）and Non- Peroxide Activity（NPA）〟つまり、ＴＡは過酸化物活性（ＰＡ）と非過酸化物活性（ＮＰＡ）の組み合わせになります。

・過酸化物活性（ＰＡ）は、ハチミツの持つ抗菌作用一般のことです。第4章にあったように、ハチミツの中に含まれるフェノール化合物が酸素と反応して「過酸化水素」という殺菌成分に変化することで生まれます。つまり「過酸化水素による抗菌作用の強さ」を示します。

・非過酸化物活性（ＮＰＡ）は、過酸化水素以外の成分による抗菌作用の強さのことです。マヌカハニーに含まれる「ＭＧＯ：メチルグリオキサール」のような特定のハチミツにしかない特殊な成分による殺菌力だけでなく、ハチミツのpHやグルコース濃度の高さがこれに該当します。しかし、本当の殺菌活性は前述したようにハチミツによる糖のエネルギー代謝が高まることです。つまり、私たち自身の体のバクテリア処理能力が高まることが最大の抗菌作用なのです。

UMFは、同程度の殺菌力を示すフェノール水溶液の濃度を表します（UMF10＝濃度一〇パーセントのフェノール水溶液と同じ殺菌力）。

MGOは、マヌカハニー一kg中にメチルグリオキサールが何グラム含まれているかを表します（MGO400＝マヌカハニー一kg中に四〇〇mgのメチルグリオキサールを含む）。

一般的には、TAやUMF、MGOの数値が高いほど抗菌作用が強く、それだけ健康にも良いという短絡的な発想がメジャーになっています。しかし、そのような判断ではハチミツを正しく評価できないのではないでしょうか。

抗菌作用の高いハチミツは、適切なシチュエーションを見極めて活用しましょう。

【抗菌度の高いハチミツを選ぶ基準】

▼TAの場合

・TA20＋：疲労感があるときや、喉の痛み、流行りの感染症予防

・TA30＋：高い抗菌作用を期待するとき、感染症にかかっているとき
・TA40＋：慢性疲労による病態を抱えているとき、外傷・火傷用

▼UMFとMGOの場合

・UMFが5＋／MGO80＋：普段食べても問題はありません。
・UMF10＋／MGO250＋：感染症予防に。インフルエンザが流行っている、学級閉鎖になるような感染症が流行っている、ここのところ忙しくて疲労が蓄積して体が弱っている、などの状況であれば、三、四日食べても良いでしょう。
・UMF15＋／MGO500＋：実際に風邪などの感染症にかかってしまったときに。ハチミツを喉のところに貯めるようにし、水は飲まないで食べましょう。口の中にハチミツを残すように意識して、じわーっと喉に落としていく要領で。感染症にかかったときは、一日のうちで一〜二時間おきに食べると良いでしょう。体の働きをスムーズにするために、ハチミツを食べる前に塩水（五〇〇㎖に小さじ1／2を溶かしたもの）を飲むことをおすすめします。
・UMF25＋／MGO1200＋：外傷・火傷用

7　ハチミツの環境を守る──各国の事例に学ぶ

最後に本物のハチミツ探しで経験したことをお伝えしたいと思います。

ハチミツには、大きく分けて二種類あると考えています。

一つは、ポリネーターとして植物のハチミツ、そして、畑の農作物の受粉を助け成長を促す働きをしている蜂たちの巣箱からいただくハチミツ。

一つは、自然の中に生息し、ただ生命を繋ぐために植物との共生の中で受粉し蜜を得て巣に自らの餌として蓄えるハチミツ。

もし、本当の自然のハチミツは何かというのなら、巣箱に入っている形ではなく、いわゆる「ミツバチの巣」にあるハチミツを指すのだと思います。そんなハチミツが取れる蜂の巣は、そもそも森の中の高い木枝の間や、そう簡単には手の届かないところに作られているはずです。巣箱を用意する時点で、人間が何らかの目的でそのハチミツを作為的に作るわけです。まずは、そこを理解しなければなりません。

その上で、私が自分で安心して食べるハチミツの条件を考えるとき、もっとも外せない条件は、蜂が農作物のそばで集めた蜜ではないハチミツであることです。人間が蜂のポリネーターとしての働きを享受することは、自然の共生において非常に素晴らしいことだと思っていますが、その仕事をする「場」が汚染されているのなら、それは蜂にとっても、また彼らがそこで集めるハチミツを食べる私たちにとっても安全なことではありません。

ＧＭＯの農作物に使われるグリフォサートをはじめとする除草剤や、ネオニコチノイドなど農薬の使用は、農作物そのものの成長過程で蜂たちは大きなダメージを受けるだけでなく、その場の土壌に近い植物にも影響があります。農作物を育てている畑が近隣三キロ四方に蜂たちの巣箱がないことは、私が健康を維持するためのハチミツ選びをするときには欠かせない条件になります。ですから、ＧＭＯ農作物を育てない（グリフォサートの使用が認められていない）、またＧＭＯ産物を輸入しないと決めている国のものであることは外せません。または、農作物を育てている場所から、水の流れの上流に遠く離れている森や山の中であることです。

いくつか、私がオススメしているハチミツが取れる国の巣箱の環境の話を紹介させてください。

カザフスタン

ＧＭＯを禁止して既に五年経っていて、おそらく土壌は既にほぼグリフォサートフリーでしょう。カザフスタンという国は広大な土地に対して、驚くほど少ない人口の国です。実際にどんな場所で養蜂を行っているのか興味があって、いくつかの養蜂家を訪ねました。アルマトイという都市に入り、代々養蜂家だという家に生まれ育ったナビゲーターにつれられて車で移動すること五時間。養蜂家の家に到着しました。高い壁で囲まれた自宅の敷地内には菜園があり、牛が五匹、鶏二〇匹が飼育されていました。まさに、自宅で家族の食べる分は自給自足が可能な環境です。お邪魔して日常的なローカルのおもてなしランチをいただいて、手作りのチーズのようなお菓子や菜園で採れたベリーのジャムをたっぷり入れた紅茶をいただきました。

道を挟んで反対側にある敷地内は緑に茂り、巣箱が五〇箱くらい無造作においてありました。女王蜂の準備をしているのだということ。巣箱が何とも大きいのが印象的でした。その巣箱が一〇〇個以上収納できるというトラックの荷台が三台ほど置いてあり、雪が積もる冬場はそこに巣箱を収集してきて管理するそうです。巣箱には毛布をかけるのだそう。その間、餌を与えたりはしないそうです。ですので、春が来てそのまま巣箱を森の中に戻すものもあって、そういう巣箱のハチミツは、三年ものだとか七年ものだとかいう箱のハチミツもあるということでした。つまり、蜂たちの餌である分のハチミツには手をつけないのですね。

養蜂家の家を後にして、今度は養蜂家のご主人が、彼の巣箱を置いている場所まで車を出してくださいました。五箇所あるそうです。彼の自宅から一時間、一つ目の場所はそこらに牛たちが放牧されていました。周囲は、見渡す限り草原。クローバーやアルファルフ

ハチミツの巣箱の場所の数十キロメートル四方に人工的なものは全く存在しない
（カザフスタン）

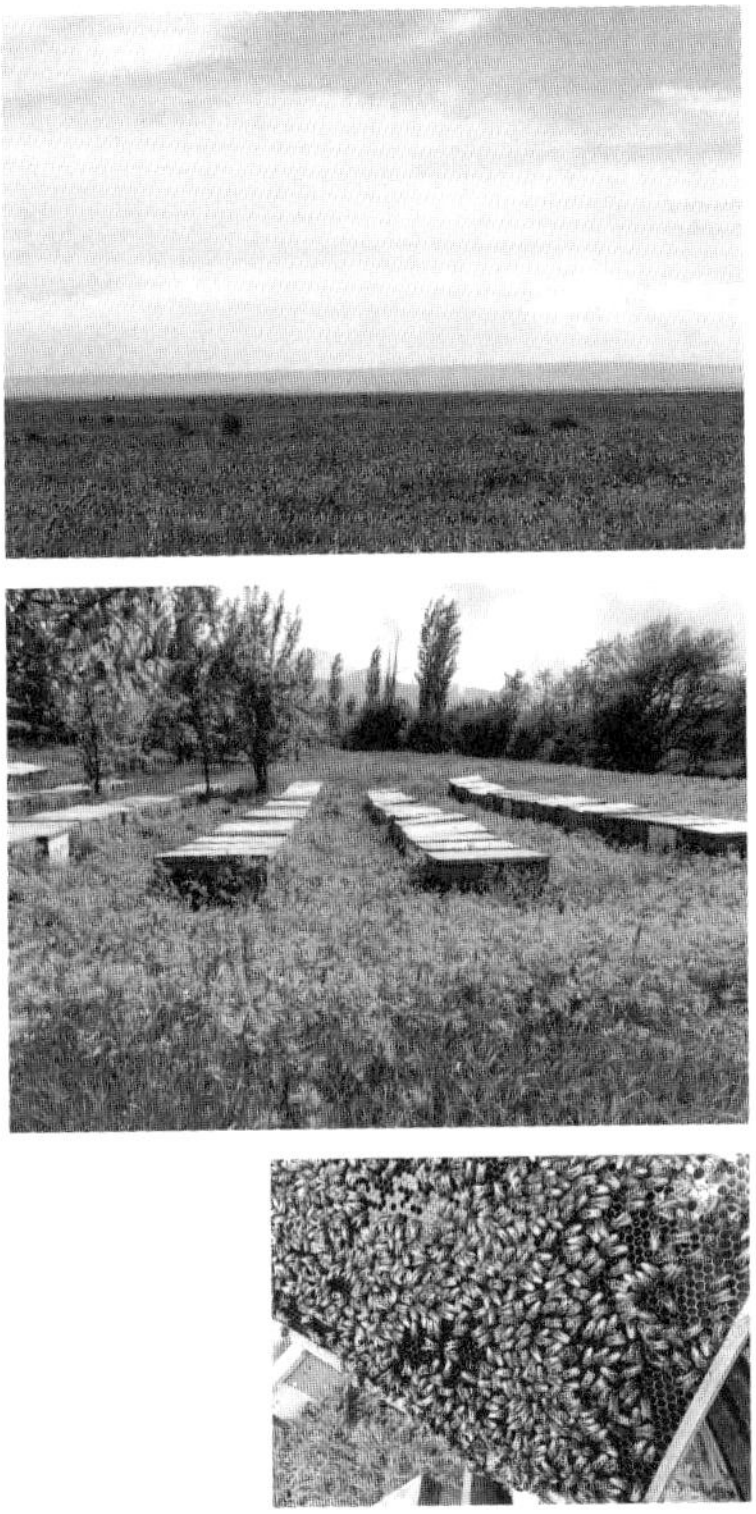

カザフスタンの広い平原に静置されているハチミツの巣箱。周囲には畑も人家もない平原。農薬、電磁波などの人工的な環境汚染から逃れている。

ァが多い場所だそうです。巣箱がズラッと並べてあり、小さな小屋が置いてあって見張りの方が一人。残念ながら時々巣箱を盗もうとする人がいるのだそうです。毎日、巣箱は回収してある場所に移すとのこと。次は、もう少し茂った山の間。サインフォインという花が一面に咲く場所。ここもまた見渡す限り五キロくらい？先まで草木以外何もない場所。当然、農薬とは無縁の場所です。何も植物（穀類など）を人為的に育てていないのですから、当然といえば当然ですね。あちこちに様々な種類のハーブが生い茂っている場所も目にしました。

ナビゲーター曰く、カザフスタンは素晴らしい自然を有し、それを持て余した少数の人間がいる国だそうです。人間が圧倒的に少なく、広大な土地と資源を使いこなすだけの資金がない国。若い世代のビジネスを支援する政府の取り組みがここ数年盛んだそうで、若いナビゲーターは国の資源をどうやって外に出していけるかと意欲的だったことが非常に印象に残っています。私としては、自然を使いこなして、使い果たすという多くの国が直面している地球の問題からかけ離れたこの国のあり方にむしろ胸をなでおろしたのですが……。彼の家族や、今回お会いした養蜂家（兄弟五人それぞれが養蜂をしています）が飼育している蜂たちから分けていただくハチミツを私のリーチする皆さんにもお届けすることで、こういった自然と本当の意味で共生する養蜂が今後もサステナブルに続けばいいなと願います。

ロシア

ＧＭＯフリーの国です。グリフォサートの害の心配はありません。穀類を育てている近隣の場所では他の農薬を使用することはあります。こういった農薬のハチミツへの混入問題を回避するには、やはり農作物を育てている畑から離れている場所に巣箱をおく必要があります。ロシアの養蜂家のことも訪ねました。

この国を知るには、もう少し時間がかかりそうですが、原発の問題があるのは見逃せないことです。場所によっては大変な放射能汚染があります。放射線物質の問題がない場所で、なおかつ穀類の畑が近隣にない場所に巣箱があるという養蜂家を紹介してもらいました。

クラスノヤルスクという市街から車で五時間近く走ります。すっかり田舎の風景に佇む養蜂のための建物にまずはたどり着きました。そこは、カザフスタン同様、高い壁で囲まれた敷地内に巣箱が置いてあり、ここでも蜂たちを養生している、と言っておりました。

本物のハチミツは人工的な環境汚染の影響を
受けない場所で採集されている

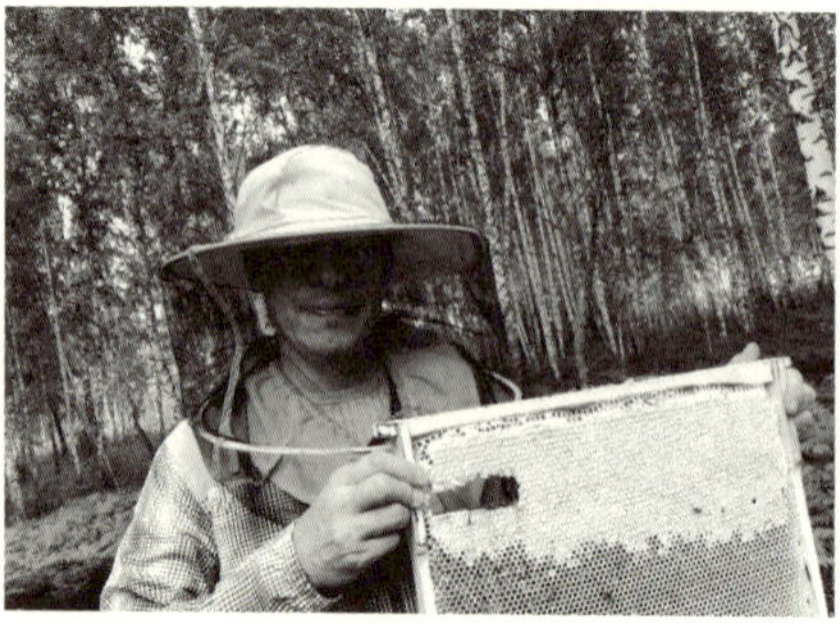

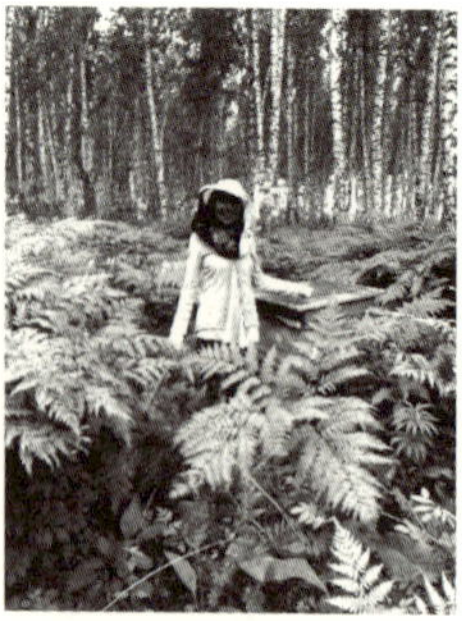

著者たちとハチミツの巣箱。ロシアのシベリアの奥地で撮影（2019年7月）。シベリアの地方都市から約5時間ランドクルーザーで向かう。その後、ランドクルーザーでも通れない湿地の森の深く巣箱のあるところまでブルドーザーで約1時間の奥地である。

ハチミツの巣箱の場所の数十キロメートル四方に
人工的なものは全く存在しない（シベリア）

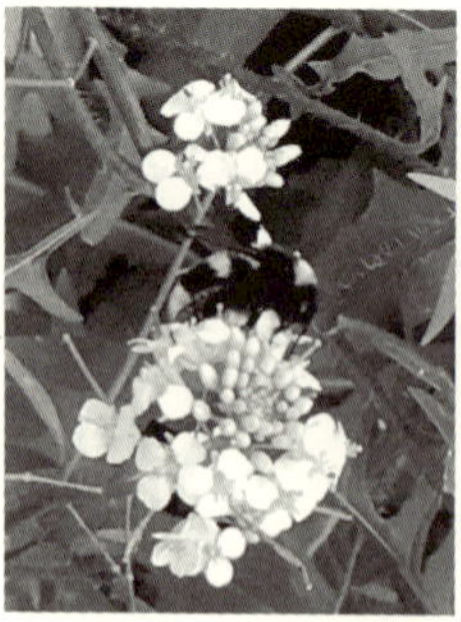

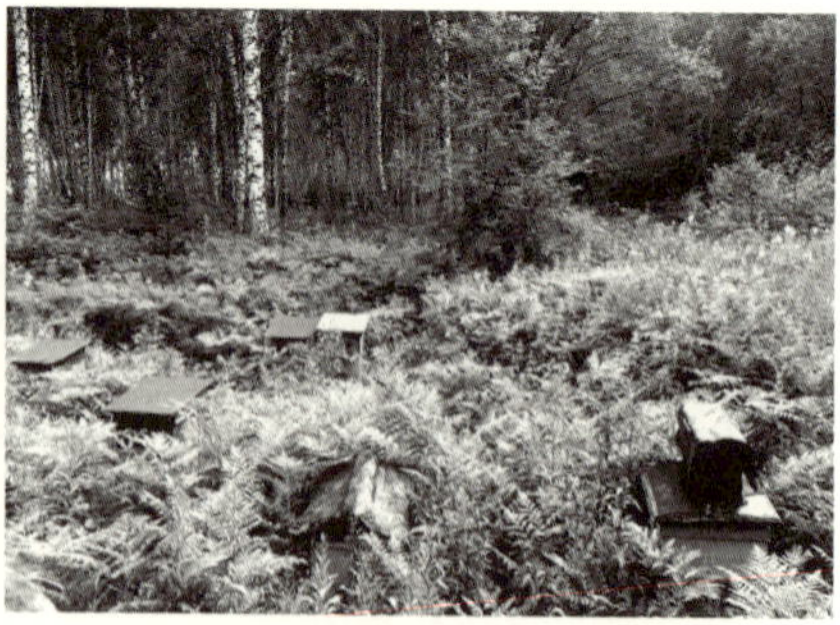

シベリアの奥地に静置されているハチミツの巣箱とミツバチ。周囲には畑も人家もないジャングルのような場所に巣箱がある。周囲は夥しい虫が飛翔している。農薬、電磁波などの人工的な環境汚染から逃れている。

その壁の外も周囲には民家も畑も何もない平原。見渡すと花々が咲き乱れていてとても美しい光景です。ポツンと立った建物の敷地内に五〇個ほどの巣箱が置いてあります。草が覆い茂っていて、犬がいつも見張っているそうです。

ここで車を乗り換えて、そこからさらに奥深く森の中に移動します。車に乗り換えるというのは語弊がありますね。シャベル付きのブルドーザーに荷台をつけた乗り物です。なんと、道がありません。草木が生い茂った草原をブルドーザーで掻き分けながら進みます。私は荷台に乗せられてガタガタと一時間ほど揺られました。途中、沼地があり、そこも勢いよく通り過ぎました。この時この場所に案内してくれたビジネスパートナーであるロシア人は、この沼地で一度激しく放り出されたとのこと。泥だらけになって一キロほど置いていかれたそうです。このブルドーザーの走る音がなんとも激しいので、叫び声も聞こえなかったのでしょう。そんな小話を聞きながらたどり着いたのは、すっかり人の手付かずの森の中。巣箱が点々と木々と背の高い草花に隠れた様子で点在しています。一五〇箱あるそうです。パッと見ただけではわからないほど、森の中に馴染んでいて、盗まれる心配もないとのこと。道無き道を来たことを考えると、納得です。

蜂はもともと自然の中で、木々や石の高いところの人間を含む動物たちの手の届かないところに巣を作ります。ここは人間の作った人工巣箱を巣にする蜂たちでしたが、まさに自然の中でのハチミツを限りなく実現する場所だな、と感心しました。

グリフォサートフリー。農薬も一切フリー。薬剤フリー。蜂餌（砂糖水・HFCS果糖ブドウ糖液糖）フリーです。

巣箱は、ほぼ放置してあって、時々蜂の状態を確認するために見に行くだけだとのことでした。道理で行く道が道になっていないわけです……。だからこそ、誰も盗めないということでもありますね。一年一度の採蜜、または次の年まで持ち越す巣箱もあるとのこと。これはカザフスタンでも同じことを聞きました。

カザフスタンもロシアも、私が訪問した養蜂をしている「場」は、かなり大自然の中で、人間の居住区からは離れた場所でした。こういった環境での養蜂はどこの国でも可能なわけではありません。または、それぞれの国の中で、人の手の届かないような大自然の場にいる蜂たちが集うところはそう多くはありません。健康のためにハチミツをオススメするなら、先ほど挙げた四つのフリーの条件の揃ったハチミツです。

嗜好品程度に嗜むハチミツは、いろいろとうるさく言う必要もないと思っていますが、第1章で紹介した症例のように、自分の体調や不調を改善するために摂取するのなら、私の提案する条件は絶対に外してほしくありません。
蜂たちからお裾分けしてもらえる世界中の安心できるハチミツを、今後もできる限り探索し続けようと決めています。よかったら、皆さんもハニーハントをしてみてくださいね。
はちみつ大学　URL　https://honeyuniversity.net/
インスタグラム　Honey8queenV
安心できる良質のハチミツサイト
「Honey Secret」　URL　https://honeysecret.jp/

[380] J Hazard Mater. 2019 May 24;377:215-226
[381] J Hazard Mater. 2019 Jun 5;378:120736
[382] Chemosphere. 2019 Oct;232:471-480
[383] Sci. Total Environ.2001, 541, 33-41
[384] Chemosphere. 2017, 175, 36-44
[385] J. Apic. Res. 2017, 56,239-254
[386] J.Invertebr. Pathol. 2018,159, 78-86
[387] Preventive Veterinary Medicine 2016, 131:95-102
[388] PLOS ONE 2017, 12:e0172591
[389] Spanish Journal of Agricultural Research 2017, 15:11
[390] Compr. Rev. Food Sci. Food Saf. 2017;16:1072–1100
[391] Environ Pollut. 2018 Dec;243(Pt B):1588-1601
[392] Sci Total Environ. 2019 Apr 15;661:553-562
[393] J Invertebr Pathol. 2018 Nov;159:78-86
[394] Curr Opin Insect Sci. 2018 Apr;26:142-148
[395] Viruses. 2018 Mar 30;10(4). pii: E159
[396] PLoS One. 2017 Jul 17;12(7):e0179535
[397] Ecoscience 2005, 12, 289–301
[398] Apidologie 2009, 40, 285–295
[399] J. Insect Conserv. 2007, 11, 391–397
[400] Nat Genet. 2014 Oct;46(10):1081-8
[401] Science. 2006 Oct 27;314(5799):642-5
[402] Ecol Evol. 2012 Aug; 2(8): 1949–1957
[403] Trends Ecol Evol. 2019 May 6. pii: S0169-5347(19)30117-X
[404] Insects. 2018 Jul 18;9(3). pii: E85
[405] Interciencia. 2006; 31(12):867-875
[406] Pot-Honey: A Legacy of Stingless Bees. pp.229-240
[407] Malays J Med Sci. 2018 Jul;25(4):1-5
[408] Adv Pharmacol Sci. 2018 Dec 26;2018:6179596
[409] J Food Sci Technol. 2019 May;56(5):2508-2521
[410] Nutr Metab (Lond). 2019 Feb 27;16:15
[411] Food Technol Biotechnol. 2018 Dec;56(4):533-545
[412] Mol Cell Biochem. 2017 Nov;435(1-2):185-192
[413] J Agric Food Chem. 2018 Mar 21;66(11):2523-2537

[341] J Agric Food Chem. 2016 Oct 26;64(42):8071
[342] Sci Rep. 2018 Oct 2;8(1):14639
[343] Apidologie 2004, 35(1):S2–S3
[344] Food Chem 2003, 83:263–268
[345] J Food Sci Technol. 2017 Oct; 54(11): 3716–3723
[346] J Food Sci Technol. 2019 Mar; 56(3): 1245–1255
[347] Journal of Food Engineering.2017, 213:69-75
[348] Sensors (Basel). 2019 Apr 4;19(7). pii: E1621
[349] Talanta. 2018 Oct 1;188:288-292
[350] Am Bee J 2000, 140:365
[351] J Chromatogr A. 2001 May 11;917(1-2):95-103
[352] Anal Bioanal Chem. 2007 Apr;387(8):2801-14
[353] J Agric Food Chem. 2009 Aug 26;57(16):7369-76
[354] J Food Sci Technol. 2019 May;56(5):2417-2425
[355] Directive 2001/110/EC; FAO 2001
[356] Food Sci Nutr. 2018 Nov; 6(8): 2056–2065
[357] Directive 2001/110/EC; FAO2001
[358] J Food Sci Technol 2011, 48:628–634
[359] Food Chem. 2014 Apr 15;149:84-90
[360] Food Chem. 2019 Oct 1;294:260-266
[361] Environ Sci Eur. 2016;28(1):3
[362] Health Canada: Consumer product safety – search product label. 2016. Pest Management Regulatory Agency
[363] Food Addit Contam Part A Chem Anal Control Expo Risk Assess. 2019 Mar;36(3):434-446
[364] Environ Res. 2018;165:235–236
[365] Environ Health. 2019 May 7;18(1):42
[366] Toxics. 2019 Jan 22;7(1). pii: E4
[367] Eur J Cancer Prev. 2018 Jan;27(1):82-87
[368] 3 Biotech. 2018 Oct;8(10):438
[369] J Exp Biol. 2015 Sep;218(Pt 17):2799-805
[370] Food Chem. 2019 Jun 1;282:36-47
[371] PLoS One. 2014 Mar 19;9(3):e91364
[372] Ecotoxicol Environ Saf. 2019 Sep 30;180:139-145
[373] Invert Neurosci. 2008 Mar;8(1):19-29
[374] J Exp Biol. 2016 Jul 1;219(Pt 13):2081
[375] Nat Rev Neurosci. 2012 Nov;13(11):758-68
[376] Curr Opin Insect Sci. 2018 Dec;30:86-92
[377] Toxicol Lett. 2013 Feb 4;216(2-3):139-45
[378] Environ Health Perspect. 2018 Apr 26;126(4):047014
[379] J Appl Toxicol. 2018 Dec; 38(12): 1483–1491

[307] R Soc Open Sci. 2019 Feb 6;6(2):181803
[308] PLoS One. 2018; 13(9): e0203648
[309] J Food Sci Technol. 2019 Apr;56(4):2267-2277
[310] J Food Drug Anal. 2019 Jan;27(1):175-183
[311] Food Chem 2007, 100:526–534
[312] Sci Rep. 2014 Jul 17;4:5726
[313] Jennette, Michelle R.. (2017). High Fructose Corn Syrup Down-Regulates the Glycolysis Pathway in Apis mellifera. In BSU Honors Program Theses and Projects.
[314] R Soc Open Sci. 2019 Feb 6;6(2):181803
[315] J. Kansas Entomol. Soc. 1984, 57, 323–327
[316] Ann. Entomol. Soc. Am. 1987, 80, 176–183
[317] Science 2015, 347
[318] J. Econ. Entomol. 1995, 88, 1591–1595
[319] Environ.Entomol. 1989, 18, 133–138
[320] Environ. Entomol. 2014, 43, 932–941
[321] Acta Agrobot. 2017, 70
[322] PLoS ONE 2017, 12, e0183236
[323] Basic Appl. Ecol. 2016, 18, 21–30
[324] Am. Bee J. 2017;157:1043–1049
[325] Leake, J. Food fraud buzz over fake manuka honey(2013)
[326] J. Food Eng. 2017, 213, 69–75
[327] Talanta. 2018 Oct 1;188:288-292
[328] Food, C.A.S. Standard for Honey. Codex Stan 12-1981; Food and Agriculture Organization of the United Nations: Rome, Italy, 2001
[329] FASEB J 2010;meeting abstract supplement: 562.1
[330] Int J Obes (Lond). 2015 Jan; 39(1): 176–182
[331] Science, 2019; 363 (6433): 1345-1349
[332] Br J Pharmacol. 2018 Dec;175(24):4450-4463
[333] Pharmacol Biochem Behav. 2010 Nov; 97(1): 101–106
[334] J Nutr Biochem. 2017 Jan;39:32-39
[335] Food Chem. 2013, 138, 1629–1632
[336] Codex Alimentarius Commission Standards. Draft revised standard for honey. 19–36 (Geneve, Switzerland, 2010)
[337] Food Chem. 2013 Jun 1;138(2-3):1629-32
[338] Eurasian J. Anal. Chem. 2, 134–141 (2007)
[339] Association of Analytical Communities. AOAC Official Method 978.17. Corn and cane sugar products in honey. 27–29 (Arlington,1995)
[340] Association of Analytical Communities. AOAC Official Method 998.12. C4 plant sugars in honey. Internal standard stable carbon isotope ratio. 27–30 (Gaithersburg, 2014).

[269] Scientific Reports, 2019; 9 (1)
[270] Nutr Metab Insights. 2012; 5: 59–70
[271] Afr Health Sci 2007; 7:159–165
[272] Molecules. 2019 Apr; 24(8): 1573
[273] J. Food Prot. 1996, 59, 1233–1241
[274] Front. Microbiol. 2012, 3, 1–8
[275] Compr Child Adolesc Nurs. 2019;42(sup1):21-28
[276] Nutr Food Res. 2008;52:483–489
[277] Carbohydr Res. 2008;343:651–659
[278] PLoS One. 2011; 6(3): e17709
[279] Biochem. Biophys. Res. Commun. 2005, 337, 61–67
[280] Carbohydr Res. 2009;344:1050–1053
[281] Biochem Biophys Res Commun. 2018 Dec 2;506(4):1013-1018
[282] J Alzheimers Dis. 2017;59(2):467-479
[283] Life Sci. 2011 Sep 26;89(13-14):485-90
[284] J Biol Chem. 1996 Apr 26;271(17):9982-6
[285] Sci. Rep. 2018;8:9061
[286] Molecules. 2019 Apr; 24(8): 1573
[287] J Leukoc Biol. 2007 Nov;82(5):1147-55
[288] J Ethnopharmacol. 2019 Jan 10;228:11-17

第4章

[289] J Sci Food Agric 2009, 89(11):1862–70
[290] J. Diet. Suppl. 2010, 7, 303–313
[291] Pharm. J. 2013, 9, 231–237
[292] J. Sci. Food Agric. 2003;83:637–643
[293] J Food Sci Technol. 2019 May;56(5):2771-2777
[294] Molecules. 2018 Aug; 23(8): 2069
[295] Food Chem. 2014 Feb 15;145:284-91
[296] Food Chem. 2007;105:822–828
[297] Food Chem. 2009;114:1438–1443
[298] Food Chem. Toxicol. 2010;48(8–9):2490–2499
[299] J. Life Sci. 2013;7(4):428–436
[300] Int. J. Exp. Bot. 2017;86:124–130
[301] Heliyon. 2018 Oct 21;4(10):e00874
[302] Snodgrass, R.E., 1984. Anatomy of the Honey Bee. Comstock Pub. Associates
[303] J Insect Physiol. 2019 Jul;116:1-9
[304] Ann. Rev. Entomol.2010, 55, 207–225
[305] Insect Biochem. 1985, 15, 597–600
[306] J. Insect Physiol. 2016, 85, 65–75

[230] J Biol Chem. 1989 Jun 15;264(17):9880-4
[231] Chin J Integr Med. 2015 Mar;21(3):229-33
[232] Clin Chem Lab Med. 2001 Sep;39(9):818-21
[233] Diabet Med. 2005 Oct;22(10):1343-6
[234] Ann Rheum Dis. 2016 Mar;75(3):547-51
[235] Ther Umsch. 2004 Sep;61(9):553-5
[236] Orv Hetil. 1999 Feb 7;140(6):275-9
[237] Biomark Med. 2010 Oct; 4(5):701-12
[238] Atherosclerosis. 2009 Nov;207(1):255-60
[239] Int J Cardiol. 2016 Jun 15;213:8-14
[240] Diabetol Metab Syndr. 2012; 4: 12
[241] Oncotarget. 2015 Oct 6;6(30):28678-92
[242] J Child Neurol 2008; 23(11):1336-46
[243] Feigin and Cherry's Textbook of Pediatric Infectious Diseases, 7 ed:Elsevier Saunders, 2013: 1801-1809
[244] JAMA. 1977;237(18):1946-1951
[245] Red Book Atlas of Pediatric Infectious Diseases. 28th ed. Elk Grove Village, IL: Pickering LK; 2009
[246] Clin Microbiol Rev. 1996 Apr; 9(2): 119–125
[247] Le Médicin due Québec 2006, 10: 83–89
[248] Int J Food Microbiol. 2002 Jan 30; 72(1-2):45-52
[249] ScientificWorldJournal. 2012;2012:930849
[250] Ann Plast Surg. 2003 Feb; 50(2):143-7; discussion 147-8
[251] Nutrition. 2000 Jul-Aug; 16(7-8):698-701
[252] Fed Proc. 1960 Dec; 19():1045-9
[253] J Nutr. 1959 Sep; 69(1):18-22
[254] Food Res. 1955;20:193–214
[255] Med Device Technol. 1992 Aug-Sep; 3(6):37-45
[256] Nutrition. 2000 Jul-Aug; 16(7-8):698-701
[257] Science. 1999 Nov 19; 286(5444):1571-7
[258] Phytochemistry. 1994 Sep;37(2):357-71
[259] J Agric Food Chem. 2002 Mar 13; 50(6):1593-601
[260] Free Radic Biol Med. 2006 Dec 15;41(12):1727-46
[261] Cell Mol Life Sci. 2007 Nov;64(22):2900-16
[262] Cardiovascular research 100(1) (2013) 63-7
[263] Cell. 2019 Jul 11;178(2):316-329.e18
[264] Science. 2014 Jan 31;343(6170):477
[265] Sci Transl Med. 2015 Oct 7;7(308):308re8
[266] Sci Transl Med. 2014 Jan 29;6(221):221ra15
[267] J Biol Chem. 2019 Feb 15;294(7):2340-2352
[268] J. Agric. Food Chem. 2003, 51, 1732–1735

[191] Eur J Clin Nutr. 2011 Jan;65(1):77-80
[192] Eur J Clin Nutr. 2010 Jul;64(7):762-4
[193] Am J Physiol. 1988 Feb;254(2 Pt 1):E201-7
[194] Diabetes Care. 2012 Jul;35(7):1611-20
[195] Nutrients. 2018 Nov 20;10(11). pii: E1805
[196] Int J Appl Basic Med Res. 2017 Jul-Sep; 7(3): 176–180
[197] Nutr Res. 2011 Jan;31(1):55-60
[198] J Clin Endocrinol Metab. 2009 May;94(5):1562-9
[199] J Clin Endocrinol Metab. 2004 Jun;89(6):2963-72.
[200] Biomed Pharmacother. 2019 May;113:108752
[201] J Food Sci. 2008 Jan;73(1):H1-7
[202] Nutr Res. 2011 Jan;31(1):55-60
[203] J Food Sci. 2007 Apr;72(3):S224-9
[204] ScientificWorldJournal. 2008 Apr 20;8:463-9
[205] Appetite. 1994 Dec;23(3):275-86
[206] Exp Clin Endocrinol Diabetes. 2011 Apr;119(4):218-20
[207] Metabolism. 2011 Nov;60(11):1551-9
[208] Crit Rev Food Sci Nutr. 2010 Nov;50(10):889-918
[209] J Am Coll Nutr. 2010 Oct;29(5):482-93
[210] J Clin Endocrinol Metab. 2004 Jun;89(6):2963-72
[211] Metabolism. 2011 Nov;60(11):1551-9
[212] Adv Nutr. 2013 Mar 1;4(2):226-35
[213] Food Chem. 2019 Jul 15;286:608-61

第3章

[214] Crit Rev Food Sci Nutr. 2010 Jan;50(1):53-84
[215] Crit Rev Food Sci Nutr. 2010 Nov;50(10):889-918
[216] J Clin Endocrinol Metab. 2002 Nov;87(11):5168-78
[217] Am J Clin Nutr. 2000 Nov;72(5):1128-34
[218] Diabetes 2013; 62:2259–2265
[219] Am J Clin Nutr. 2000 Nov;72(5):1128-34
[220] Arterioscler Thromb Vasc Biol. 2001 Sep;21(9):1520-5
[221] Nutr Metab (Lond) 2013; 10:54
[222] Niger J Physiol Sci. 2011 Dec 20;26(2):161-5
[223] Cell Metab. 2017 Aug 1; 26(2): 407–418.e3
[224] Proc Natl Acad Sci U S A. 2003 Mar 18;100(6):3077-82
[225] Neurology, April 10, 2019
[226] Int J Cardiol. 2016 Jun 15;213:8-14
[227] Redox Biol. 2013 Jun 10;1:353-8
[228] Biochemistry. 1982 Sep 14;21(19):4529-35
[229] Biochem. Biophys. Res. Commun., 109 (1982), pp. 1240-1246

[150] Eur J Clin Nutr. 2003 Sep; 57(9):1150-6
[151] J Pediatr Gastroenterol Nutr. 2014 Apr; 58(4):498-501
[152] Crit Rev Food Sci Nutr. 2011;51:583–92
[153] Scand J Med Sci Sports. 2015 Dec;25(6):e613-20
[154] J Int Soc Sports Nutr. 2014 Mar 4;11(1):8
[155] Am J Physiol. 2015;309:R499–509
[156] Med Sci Sports Exerc. 2013 Sep;45(9):1814-24
[157] Sports Med. 2015 Nov;45(11):1561-76
[158] Med Sci Sports Exerc. 2004 Sep;36(9):1551-8
[159] Sports Med. 2015 Nov;45(11):1561-76
[160] J Appl Physiol (1985). 2006 Mar;100(3):807-16
[161] Curr Opin Clin Nutr Metab Care. 2010 Jul;13(4):452-7
[162] Metabolism. 1994 Sep;43(9):1171-81
[163] Nutr Rev. 1999 Sep;57(9 Pt 1):273-6
[164] Nutrients. 2018 Sep 22;10(10). pii: E1361
[165] Cochrane Database Syst Rev. 2017 Jul 31;7:CD004467
[166] Nutrients. 2018 Nov 20;10(11). pii: E1805
[167] J Nutr. 2009 Jun; 139(6):1263S-1268S
[168] Am J Physiol. 1981 Jul; 241(1):R25-30
[169] Annu Rev Nutr. 2008;28:35-54
[170] Physiol Behav. 1989 Apr; 45(4):677-83
[171] ScientificWorldJournal. 2008 Apr 20;8:463-9
[172] Int J Food Sci Nutr. 2009 Nov;60(7):618-26
[173] J Food Sci. 2008 Sep;737):H165-7
[174] Acta Diabetol. 2011 Jun;48(2):89-94
[175] J Med Food. 2003 Winter;6(4):359-64
[176] J Med Food. 2004 Summer;7(2):210-22
[177] J Med Food. 2007 Sep;10(3):473-8
[178] J Clin Endocrinol Metab. 2009 May;94(5):1562-9
[179] J Clin Endocrinol Metab. 2004 Jun;89(6):2963-72
[180] Clin Nutr. 2006 Aug;25(4):617-21
[181] Metabolites 2015, 5, 364-385
[182] Am J Physiol Endocrinol Metab. 2009 Aug;297(2):E358-66
[183] Biochem J. 1999 Feb 1;337 (Pt 3):497-501
[184] J Biol Chem. 1987 Aug 25;262(24):11470-7
[185] J Biol Chem. 1986 Dec 5;261(34):15960-9
[186] Arch Biochem Biophys. 1988 Dec;267(2):437-47
[187] Arch Biochem Biophys. 1993 Feb 1;300(2):564-9
[188] J Med Food. 2004 Spring;7(1):100-7
[189] J Food Sci. 2008 Sep;73(7):H165-7
[190] J Med Food. 2007 Sep;10(3):473-8

[110] bioRxiv,2016
[111] Exp Gerontol. 2007 Nov;42(11):1053-62
[112] Exp Gerontol. 2008 Aug;43(8):729-33
[113] Integr Comp Biol. 2010 Nov;50(5):808-17
[114] J Theor Biol. 2005 May 21;234(2):277-88
[115] J Comp Physiol B. 2008 May;178(4):439-45
[116] ILAR J. 2011;52(1):41-53)。
[117] Science. 2017 Apr 21;356(6335):307-311
[118] Scand J Med Sci Sports. 2015 Dec;25 Suppl 4:34-40
[119] Proc Nutr Soc. 2019 May;78(2):246-256
[120] J Biol Chem. 1990 Feb 15;265(5):2724-32
[121] Neurology. 2015 Apr 28;84(17):1767-71
[122] Acta Physiol Scand. 1974 Feb;90(2):297-302
[123] PLoS One. 2012;7(10):e46571.
[124] Nihon Geka Gakkai Zasshi. 1996 Sep;97(9):726-32
[125] Oncotarget. 2016 Jul 19;7(29):46335-46353.
[126] Mol Cancer. 2016 Jun 6;15(1):45) Neuro Oncol. 2013 Feb;15(2):172-88
[127] PNAS 2014 August, 111 (33) 12228-12233
[128] J Pathol 2013; 230: 350–355
[129] Carcinogenesis. 2017 Feb 1;38(2):119-133
[130] Cancer Res. 2019 Apr 15;79(8):1952-1966
[131] Sports Med. 2017 Mar;47(Suppl 1):23-32
[132] Nutrients. 2017 Apr 20;9(4). pii: E411
[133] Acta Physiol (Oxf). 2010 Aug;199(4):499-508
[134] J Physiol. 2013 Sep 15; 591(Pt 18): 4405–4413
[135] Scand J Med Sci Sports. 2015 Dec;25 Suppl 4:34-40
[136] Acta Physiol (Oxf). 2010 Aug;199(4):499-508
[137] J Physiol. 2009 Dec 1;587(Pt 23):5591-600
[138] Nutrients. 2017 Apr 20;9(4). pii: E411
[139] J Appl Physiol 1994, 76:1014–19
[140] Am J Clin Nutr 2007, 85:1511–20
[141] Biochim Biophys Acta. 2014 Apr 4;1841(4):514-24
[142] J Clin Invest. 1996 Nov 15; 98(10): 2244–2250
[143] J Physiol. 1999 Sep 15;519 Pt 3:901-10
[144] Hultman E & Harris RC (1988) Carbohydrate metabolism, Principles of Exercise Biochemistry. Basel, Switzerland: S.Karger
[145] Int J Sports Med. 2005 Feb;26 Suppl 1:S28-37
[146] Nutrients. 2017 Mar 30;9(4). pii: E344
[147] Med Sci Sports Exerc. 2004 Sep;36(9):1551-8
[148] Am J Physiol Endocrinol Metab. 2015 Dec 15;309(12):E1032-9
[149] J Appl Physiol (1985). 1994 Mar;76(3):1014-9

[72] Eur. J. Clin. Nutr.2011, 65, 77–80
[73] J. Am. Coll. Nutr. 2008, 27, 677–689
[74] Food Chemistry, vol. 120, no. 1, pp. 78–86, 2010
[75] J Physiol 2013; 591(Pt 2):401–414
[76] Cell Metab. 2018 Feb 6;27(2):351-361.e3
[77] Biochim Biophys Acta. 1965 Jul 29; 105(1):34-42
[78] Eur J Biochem. 1993 Apr 15; 213(2):721-6
[79] Nutr Metab (Lond) 2012; 9:89
[80] Nutrients 2014;6:2632–2649
[81] Nutr Metab. 2013;10:54
[82] PLoS One. 2011;6(11):e25881
[83] Biochem J 1985; 230:53
[84] Diabetes 2003; 52:2426–2432
[85] Nature 2015; 522:444–449
[86] Metabolites 2015; 5:364–385
[87] Biochim Biophys Acta. 2016 Jul;1863(7 Pt B):1822-8
[88] J Androl 2006; 27:233–239
[89] Biol Reprod 2016; 95:108
[90] J Dairy Sci 2012; 95:5095–5101
[91] Early Hum Dev 2011; 87:193–197
[92] Brain Res 2017; 1657:312–322
[93] J Neurophysiol 2017; 117:646–654
[94] JCI Insight 2017; 2:e90508
[95] Science. 2017 Apr 21;356(6335):307-311
[96] Respiratory Physiology of Vertebrates: Life with and without Oxygen, G. E. Nilsson, Ed. (Cambridge Univ. Press, Cambridge, 2010), pp. 300–328
[97] Nat Rev Cancer. 2013 August ; 13(8): 572–583
[98] Front Cell Dev Biol. 2018; 6: 90
[99] Br J Cancer. 2017 Jun 6;116(12):1499-150
[100] Nutrients. 2018 Oct; 10(10): 1423
[101] Animal Model Exp Med. 2018 Mar; 1(1): 7–13
[102] J Am Soc Nephrol. 2014 Nov; 25(11): 2526–2538
[103] Biochim Biophys Acta. 2016 Jul;1863(7 Pt B):1822-8
[104] Nat Commun. 2017 Feb 13;8:14181
[105] Proc Natl Acad Sci U S A. 2019 Feb 19;116(8):2987-2995
[106] Ecology. 1966;47:712–733
[107] Comp Biochem Physiol A Mol Integr Physiol. 2005 Nov;142(3):376-82
[108] News From Underground, S. Begall, H. Burda, C. E. Schleich, Eds. (Springer, 2007), pp. 21–33
[109] Science of Aging Knowledge Environment, vol. 2002, no. 21, pp. 7pe–7p7, 2002

[35] Support Care Cancer 1997;5:281–8
[36] Int J Oral Maxillofac Surg. 2016;45(12):1618-1625
[37] Head Neck. 2016;38(7):1119-28
[38] Eur J OncolNurs.2018;34:89-97
[39] Science. 2017 Apr 28;356(6336):362
[40] Am J ClinDermatol.2017;18(2):237-51
[41] J Wound Care. 2016; 25(9):544-52
[42] Br J Nurs. 2019 Jun 27;28(12):S23-S30
[43] J Antimicrob Chemother. 2005 Jul; 56(1):228-31
[44] Ostomy Wound Management. 2009;55(1):38-47
[45] Eur J ClinMicrobiol Infect Dis. 2011;30(2):167-71
[46] Arch Med Res 2005; 36:10–13
[47] Br J Surg 1988; 75:679-681
[48] Journal of Pharmaceutical, Biological and Chemical Sciences. 2011;2 (4):269–282
[49] Physiol Behav. 2009 Jun 22; 97(3-4):359-68
[50] Journal of Neuroscience and Behavioural Health. 2010;2(4):38–43
[51] Afr J Tradit Complement Altern Med. 2011; 8(3):230-49
[52] Proc West Pharmacol Soc. 2011;54:33-40
[53] Mol Neurodegener. 2009 Nov 16;4:47
[54] Proceedings of the Nueroscience Meeting Planner; 2009; Washington, DC, USA
[55] Menopause. 2011 Nov; 18(11):1219-24
[56] JOJ Nurse Health Care. 2018; 9(2): 55576
[57] Nutr Metab (Lond). 2019 Feb 27;16:15
[58] Food Chem Toxicol. 2018 Nov;121:203-213
[59] Food Chem Toxicol. 2018 Oct;120:578-587
[60] CNS Spectr. 2016 Apr;21(2):184-98
[61] J Cereb Blood Flow Metab. 2017 Jan 1:271678X17701764
[62] Curr Top Med Chem. 2017 Jan 3
[63] Biochim Biophys Acta. 2017 May;1863(5):1078-1089
[64] Curr Alzheimer Res. 2016;13(2):206-11
[65] eLife, 2019; 8
[66] Scholarly Journal of Biological Science. 2012;1(2):15–19
[67] Clin Nutr. 2018 Dec 27. pii: S0261-5614(18)32587-1

第2章

[68] J. Am. Diet. Assoc. 2006, 106, 1260–1262
[69] Eur. J. Clin. Nutr. 2010, 64, 762–764
[70] Int. J. Food Sci. Nutr. 2009, 60, 618–626
[71] Int. J. Biol. Sci. 2011, 7, 244–252

References（参考文献）

第 1 章

[1] Kathmandu Univ Med J 2005; 3:305-309
[2] Afr J Biotechnol 2005; 4:1580-1587
[3] Bee World 1999; 80:80-92
[4] Dioscorides, P., Goodyer, J., Gunther, R.T., 1934. The Greek Herbal of Dioscorides. University Press
[5] J Royal Soc Med 1989; 82:384-385
[6] Bee World 1999; 80:80-92
[7] Animal Behaviour 2007, 73(3):553–554
[8] Ayu. 2012 Apr-Jun; 33(2): 178–182
[9] Iran J Basic Med Sci. 2013 Jun; 16(6): 731–742
[10] Ann Saudi Med. 2013 Sep-Oct; 33(5): 469–475
[11] Journal of Insect Behavior 2016;29(3):325 – 39
[12] Biology Letters 2008;4(3):299 – 301
[13] Food Chem 2007, 100:526–534
[14] Int J Food Prop 2017;2(1):254-69
[15] Oxid Med Cell Longev. 2018;2018:8367846
[16] Saudi J Biol Sci. 2018;25(2):320-5
[17] J Saudi Soc Agric Sci 2018, 17:200–207
[18] J Food Sci Technol. 2018 Oct;55(10):3861-3871
[19] Nutrients. 2017 Feb; 9(2): 167
[20] J Appl Physiol. 1993;74:2146–54
[21] Curr Opin Clin Nutr Metab Care. 2010;13:452–7
[22] Pediatric Research 2011, volume 70, page 95
[23] Compr Child Adolesc Nurs. 2019;42(sup1):21-28
[24] Riv Biol. 2003;96(3):491-5
[25] Int J Clin Pediatr Dent. 2018;11(2):105-9
[26] Medical Microbiology. 4th edition Chapter 99Microbiology of Dental Decay and Periodontal Disease
[27] J. Dental Res. 1964, 43(3), 331.345
[28] J. Dental Res 31: 798, 1952
[29] Wiad Lek. 2003;56(9-10):412-8
[30] Eur J Nutr. 2018; 57(2): 773–782
[31] Diabetes Metab Res Rev. 2000 Mar-Apr; 16(2):94-105
[32] Metabolism. 1978 Aug; 27(8):935-42
[33] Clin Endocrinol (Oxf). 2001 Jan; 54(1):75-80
[34] Eur J OncolNurs.2017;27:1-8

おわりに

ハチミツの健康増進効果は、良質の糖質、ミネラル、ビタミン等の「糖のエネルギー代謝」を高める栄養素が詰まっているところにあります。個々の栄養素単独ではなく、すべての栄養素の相乗効果が効能となっているのです。これを「アントラージ効果（entourage effect）」といいます。

ハチミツ、ショ糖、フルーツなどの自然の食材は、ある物質だけを抽出したり、化学合成したものとは明らかに作用が異なります。とりわけ、その中でもハチミツの健康効果はハニー・フルクトースの力によるところが大きいことを詳細に述べました。

今回の執筆は特に苦労しました。特に第2章を書き上げるのに約半年を費やしましたが、毎日唸りながら過ごしました。なぜなら、ハチミツの効果を謳っているのは、フェノール化合物やフラボノイドの効果という研究しかなく、しかもハチミツの主成分のフルクトースに至っては、ネガティヴ・データ（健康に悪影響）のオンパレードだったからです。

そのおかげで、一般の養蜂家やハチミツ販売者は、ハチミツのフェノール化合物やフラボノイド量の多寡や抗菌作用を謳っているものばかりです。中にはいかに糖質が少ないかを〝売り〟にしているハチミツまである始末です。

この誤謬《ごびゅう》に満ちた現代のハチミツに対する認識を本当の基礎のサイエンスから地道に検証していきました。世界でも初めてハチミツの真実を明らかにした内容になったと自負しています。特にフルクトースの真実を解明できたことは自分にとっても大きな財産になりました。

今回は自然療法家でハチミツ療法を実践されている有馬ようこ先生にも、ハチミツ選び実践として第5章を執筆していただきました。みなさんにこの本をハチミツのバイブルとして、美容・健康そして治療にご利用いただければ幸いです。

今回も家族や須賀敦子さん（第5章をまとめていただきました）をはじめスタッフに随分と励まされました。とくにフルクトースの生化学の最新の論文を愛娘と議論できたことは望外の喜びでした。またいつものごとく、私の出版を快く受けていただいた鉱脈社のみなさんに感謝の念に絶えません。この場をかりて、みなさまに深謝いたします。

著者略歴

崎谷　博征（さきたに　ひろゆき）

総合医、脳神経外科専門医、医学博士、パレオ協会代表理事、日本ホリスティック療法協会理事。エネルギー量子医学会（TUEET）会長。
＊1968年 奈良県生まれ
＊奈良県立医科大学・大学院卒業
＊脳神経外科専門医、ガンの研究で医学博士取得。

国立大坂南病院、医真会八尾病院を経て、私立病院の副院長をつとめる。現在、ガン、難病、原因不明の慢性病を対象にした治療を確立し、根本治療指導に従事している。

生物学・人類学・考古学・物理学など学問の垣根を取り払い横断的に研究。「原始人食」（崎谷式パレオダイエット）およびパレオライフスタイルを確立。「リーキーガット」「リーキースキン」「リーキーセル」「リーキーベッセル」「プーファ（PUFA）」「リポリシス」「健康の場（ヘルスィネス・フィールド）」「病気の場（シックネス・フィールド）」「ガンの場の理論」「形態形成維持」という概念を日本で初めて定着させた。パレオ協会を通じて栄養学およびライフスタイル改善の啓蒙を行っている。またエネルギー量子医学会（TUEET）を立ち上げ、「メタトロン・トィートモデル（TUEET model）」の発案。最先端のサイエンスであるエネルギーのレベルで生命現象を追求している。世界で医師・治療家および一般の方々を対象に講演・啓蒙活動を行っている。

＊著書に『患者見殺し医療改革のペテン』『グズな大脳思考デキる内臓思考』『医療ビジネスの闇』（共に韓国訳出版）、『原始人食で病気は治る』（台湾訳も出版）、『間違いだらけの食事健康法』、『この４つを食べなければ病気にならない』（中国語訳も出版）、『ガンの80％は予防できる』『プーファフリーであなたはよみがえる』『病はリポリシスから』『糖尿病は“砂糖”で治す』『ガンは安心させてあげなさい』『新・免疫革命』『慢性病は現代食から』『オメガ３の真実』。
共著に『悪魔の思想辞典』。『日本のタブー（悪魔の思想辞典２）』がある。

著者略歴

有馬　ようこ（ありま　ようこ）

ホリスティック自然療法家、エネルギー療法啓蒙家

・1968年　福岡県生まれ

・ホメオパス、メディカルハーバリスト、クリニカルアロマセラピスト、フラワーレメディプラクティショナー、エレメントマトリックス®創始者

・IPP社メタトロンTUEET モデル　発案者

幼少より、町医者であり中医師である祖父の影響を受け、薬とは何かを探求し、体と健康の不思議を中医学の陰陽の基礎を通して学ぶ。大学病院長で外科医教授であった父親からの触発で免疫学に興味を持つ。

ナチュロパスとして活動しながら、免疫学、生化学、栄養学、物理学、電磁気学、などの学びを深め、では電磁波測定技師の免許も獲得。エントロピーの測定器であるSQIO-QXやメタトロンSAKURA なども利用したエネルギー療法にも精通している。

1999年、包括的な視点での「健康とは何か」について、免疫学や自然療法を教えるセルフケアのスクールをシンガポールにてスタートする。

毎月日本で開催するホリスティックな視点での健康や美についてのセミナーは、人気を博し、すぐに満席。2018年にはセミナー参加者は延べ10万人を超える。

セミナーのテーマは健康、予防医学、美容、セルフケアなどホリスティックな視点での体の仕組みや病気になるメカニズムを多岐に渡り、教えている。

セミナーは「言葉の滝行」とも言われており、参加者がカラダの仕組みをイメージしやすく語る比喩の講義でよく知られている。バランスのとれた健康維持に必要な情報を、難しい専門用語を使わずにわかりやすく伝える事で20～50代の女性から圧倒的な支持を得る。

西洋医学と代替医療、それぞれのメリットとデメリットを理解し、バランスのとれた治療の在り方を提案している。

幸せに、健康に生き抜くための知恵を伝える啓蒙家。

『健康とはサバイバル能力』


NPO法人日本ホリスティック療法協会　代表理事

エネルギー量子医学会 TUEET　代表 https://kosmotropic.com

健康常識パラダイムシフトシリーズ8

自然治癒はハチミツから

ハニー・フルクトースの実力

二〇一九年九月二十六日　初　版発行
二〇二三年七月二十三日　十六刷発行

著　者　崎　谷　博　征 ©
　　　　有　馬　ようこ ©

発行者　川　口　敦　己

発行所　鉱　脈　社
〒八八〇－八五五一
宮崎市田代町二六三番地
電話〇九八五－二五－一七五八

印刷　有限会社　鉱　脈　社
製本　日宝綜合製本株式会社

パレオ協会

私たち人類は、とてつもない「生命力」が内蔵されています。

しかし、残念ながら現代社会ではこの「生命力」が完全に削がれています。

パレオ協会では、私たちに普遍的に内蔵されている「生命力」を引き出すことを目的としています。

人類が心身ともに健康であった狩猟採集時代の食事を含めたライフスタイル（パレオライフスタイル）を現代に復活させることで、「生命力」を引き出します。

食事（栄養学）、身体活動などを中心としたプログラムや慢性病・ガンの根本治癒についてのプログラムを提供しております。ご自分の健康を守る上で必須の知識（健康神話の真実シリーズ）をDVDにまとめておりますので、是非ご視聴ください。

また、協会ではニュースレターの定期的発行、セミナー、パレオアクティビティ（山登り、キャニオニングなど自然とのふれあい）などを通じて会員のみなさんの心身をフォローしております。この協会のコンテンツに今までの研究成果、叡智《えいち》を凝集させておりますので、ご参加いただければ幸いです。

一般社団法人パレオ協会ホームページ：http://paleo.or.jp/

エネルギー量子医学会（TUEET）

私たち現世人類は有史以来の2,000年間ずっと物質文明を追求してきました。しかし、現代社会は、サイエンスだけでなく様々な分野で行き詰まりの様相を呈します。

これは人類のさらなる高度な進化が止まってしまったことに起因します。なぜ進化が止まってしまったのでしょうか？

それは、私たちは目に見える世界ばかりを追いかけていたからです。目に見える物質というものは、真実の半分しか語っていません。

したがって、現在の物質文明におけるサイエンスは、いくら物質を微細に解析していったも真実に到達することは不可能なのです。

私たちは、目に見えない世界のことを知らなければ真実には到達できません。

しかし、目に見えない世界だけを追いかけることも、真実の半分にしかなりえません。目に見える世界（物質）と目に見えない世界（非物資）の両方を合わせてはじめて真実に到達できます。

目に見えない世界は、エネルギーに集約されます。さらに、このエネルギーは電気に集約されます。

エネルギー量子医学会では、この目に見えない世界と目に見える物質の世界をサイエンスで統合するというかつてないアプローチで真実を追求していきます。

エネルギー量子医会で切礎琢磨することで、私たち人類は目的をもって確実に進化していく存在であるという認識を共有していただけると祈念しております。皆さまのご参加お待ちしております。